10,80

Udo Renzenbrink, Hans-Kaspar Mittelstraß, Petra Kühne

# Ernährung und Krebs
## Was tun zur Vorsorge und Therapiebegleitung?

Udo Renzenbrink
Hans-Kaspar Mittelstraß
Petra Kühne

# Ernährung und Krebs

## Was tun zur Vorsorge und Therapiebegleitung?

Arbeitskreis für Ernährungsforschung e.V.
Bad Vilbel

Die in diesem Buch veröffentlichten Ratschläge und Hinweise wurden von den Autoren und dem Verlag sorgfältig erarbeitet und geprüft. Trotzdem ersetzen sie keine medizinischen Ratschläge oder Behandlungen. Daher kann auch keine Haftung übernommen werden.

ISBN 3-922290-26-4


Arbeitskreis für Ernährungsforschung e.V.
Niddastr. 14
61118 Bad Vilbel

6. Auflage 2006
*1. Auflage 1984 „Diät bei Krebs"*

Druckerei: Kooperative Dürnau

# Ernährung und Krebs

**Inhaltsverzeichnis** ........ Seite

## Vorwort zur 5. und 6. Auflage

Es gibt eine Fülle von Rezeptsammlungen und Büchern zu einer Ernährung bei Krebs. Ihnen gemeinsam ist eine gesunde Vollwertkost, die je nach dem Krankheitszustand des Patienten individualisiert werden muss. Gemeinsam sind den Veröffentlichungen auch Angaben zu eher krebsfördernden Nahrungsmitteln bzw. Substanzen in Nahrungsmitteln, vor denen gewarnt wird, weniger allerdings von speziellen Nahrungsmitteln, die krebsverhütend bzw. heilend sind. Die Krebskrankheit wird heute als multifaktoriell betrachtet. Bei etwa 1/3 aller Krebserkrankungen werden Ernährungsfaktoren als wesentlich bei Ausbruch und Verlauf angenommen. Somit ist anerkannt, dass die Ernährung einen wesentlichen Beitrag zur Vorbeugung und Behandlung erbringen kann.

Die neubegonnene Aufmerksamkeit der Schulmedizin, die sie den sogenannten Spontanheilungen widmet, möchten die Herausgeber auch im Zusammenhang mit einer Ernährung bei Krebs erwähnen[0]. Hier scheinen zwei Argumente, mit denen mögliche Spontanheilungen erklärt werden, bedenkenswert. Neben der sicher vorkommenden Fehldiagnose sind dies

- die radikale Änderung des bisherigen Lebensstils und
- eine Sinnfindung des Lebens für den Erkrankten.

Eine radikale Änderung des bisherigen Lebensstils ist gewiss so einschneidend wie eine maximale medizinische Betreuung wie sie heute durch die etablierten Methoden von Stahl, Strahl und Chemotherapie erzwungen wird. Im Gegensatz dazu sind die obengenannten Änderungen des bisherigen Lebensstils jedoch nicht abbauend, sondern aufbauend und in der Eigenverantwortung des Patienten liegend.
Die Herausgeber des von Dr. Udo Renzenbrink konzipierten Buches sind davon überzeugt, dass die Gedanken, die in diesem Buch geäußert werden, eine Hilfe sein können bei der radikalen Änderung der bisherigen Lebensweise.

---

[0] Stierlin, Helm; Grossarth-Maticek, Ronald: Krebsrisiken – Überlebenschancen. Wie Körper, Seele und soziale Umwelt zusammenwirken. 2. Aufl. Heidelberg 2000

Als wesentlicher Bestandteil der Ordnung bzw. Unordnung unseres Lebens spielt die Ernährung in ihrer Qualität vom Anbau der Pflanze bzw. Pflege des Tieres über die Erntemethode, bis zur Lagerung, Auswahl, Zubereitung, Zusammensetzung und Menge eine zentrale Rolle. Ebenso hat die Regel- oder Unregelmäßigkeit Mahlzeitenaufnahme eine Auswirkung. Jede dieser Stufen stellt eine wesentliche Möglichkeit dar, weiter zerstörend oder ordnend und helfend für Mensch und Umwelt zu sein.

Udo Renzenbrink kündigte mit der 4. Auflage dieses Buches einen Ergänzungsband mit Rezepten an. Durch seine Erkrankung und Tod ist es dazu nicht mehr gekommen. Mit der Neuherausgabe dieses Buches wird nun das Versprechen Udo Renzenbrinks eingelöst. Auch wurde versucht, die reichlich vorhandenen Erfahrungen aus den Kliniken und Sanatorien, die die anthroposophische Medizin in ihrer Behandlung berücksichtigen, zu erhalten und zu verwerten. Hier sei besonders *Dr. Armin Bruker* von der Klinik Lahnhöhe sowie *Dr. Book* von der *Reha-Klinik Schloss Hamborn* für den fruchtbaren Meinungsaustausch gedankt. Aus der Küche der Klinik Lahnhöhe sind einige Rezepte im Rezeptteil verwendet worden.

Die von Udo Renzenbrink besonders herausgearbeiteten Gesichtspunkte der Lichtqualität der Nahrungsmittel sind einzigartig in der bekannten Literatur zum Thema und stellen einen originären Beitrag der anthroposophischen Medizin zum Thema Ernährung bei Krebs dar. Ebenso ist die Einbeziehung der Bedeutung des Rhythmus für das Ernährungsgeschehen und das Krebsproblem ein wichtiger, aus der anthroposophischen Medizin kommender Gesichtspunkt wie auch die Ausführungen zur Wärme und ihre Beziehungen zur Nahrung. Die weiteren Abschnitte setzen sich zum Teil kritisch mit vorhandenen wissenschaftlichen Meinungen und Theorien auseinander, daneben wird der anthroposophische Ansatz der Medizin vom Autor entwickelt.

Dieses Buch ist erstmals 1984 erschienen, mehrfach vom Autor ergänzt und in der 5. Auflage von dem Arzt Dr. H. K. Mittelstraß und der Ernährungswissenschaftlerin Dr. Petra Kühne überarbeitet und mit einem Rezeptteil versehen worden. Die 6. Auflage erscheint nun aktualisiert mit neuem Titelblatt.

## Einführung

Jeder vierte Mensch in den Wohlstandsländern stirbt an Krebs. Kaum eine Familie oder ein Freundeskreis, der von dem schweren Schicksal verschont bleibt, einen lieben Menschen an diesem Leiden dahinschwinden zu sehen.

Manch einer muss vielleicht erfahren, dass eine Krebserkrankung in ihm bereits an Boden gewonnen hat und sich ausweitet. Er fragt sich, welch ein Schicksal auf ihn zukommt? Bin ich ihm hilflos ausgeliefert? Sind Heilwege gangbar und erfolgversprechend?

Ehe sich der Krebs ausbildet, gehen meist über Jahre unspezifische Störungen auf den verschiedenen Gebieten des Stoffwechsels voraus. Der Tumor ist dann das letzte Stadium dieser Entwicklung.
Aber nicht alle diese Vorstufen der Krebserkrankung müssen zur Tumorbildung führen. Sie können vom Organismus beherrscht werden, stehen bleiben oder haben während des Lebens nicht genügend Zeit sich auszubilden.

Die Neigung zur Tumorbildung ist weit verbreitet. Daher sind allgemeine Vorsorgemaßnahmen dringend nötig. In diesem Sinne ist eine Ernährungsweise zu werten, die zusammen mit anderen Maßnahmen krebsvorbeugend wirken kann. Eine solche Kostform ist ein Beitrag zur „Krebsvorsorge“. Heute wird noch häufig das Wort fälschlicherweise für diagnostische Methoden zur Krebs-Früherkennung in Anspruch genommen. Sie leisten jedoch keinen Beitrag zur Vorsorge als Maßnahme der Krankheitsverhütung.

In dieser Schrift wird eine Ernährung dargestellt, die von einer gesunden, menschengemäßen Vollwertkost ausgeht, ohne dabei schwer erfüllbare Einschränkungen zu verlangen. Im Hinblick auf den Ernst und die Verbreitung der Krebserkrankungen ist eine gewisse Konsequenz allerdings notwendig in der Auswahl bzw. Ablehnung bestimmter Produkte, in der Beachtung der Qualität und in der Zusammenstellung und Zubereitung der Speisen. Im Einzelfall ist die Kost individuell abzustimmen.

Udo Renzenbrink (1991)

# 1. Vom Wesen der Krebskrankheit

Das Wesen der Krebskrankheit ist so vielschichtig wie das Wesen des Menschen selbst und der Gang seiner Entwicklung. Auch die rein naturwissenschaftlich orientierte Medizin erkennt heute an, dass die Entstehung einer Krebserkrankung multifaktoriell sein muss. Die weiterhin gebräuchliche Behandlung mit Operation, Bestrahlung und Chemotherapie richtet sich primär gegen den Tumor, wird aber zunehmend ergänzt durch eine psycho-soziale Betreuung.

Das Erscheinungsbild des krebskranken Menschen ist niemals in ein Schema zu fassen oder gar an bestimmte Typen oder Temperamente gebunden. Der Krebs ist eine *Zeitkrankheit,* die jeden Menschen ergreifen kann. Dabei entwickelt sie sich in dem von ihr betroffenen Menschen auf ganz persönliche Art. Sie ist ein Teil des *individuellen Schicksals* des Einzelnen und aus seiner Biographie heraus zu verstehen[1]. Eine Tumorerkrankung kann also auch als Ausdruck einer seelisch bedingten Störung bzw. als eine *Allgemeinkrankheit* angesehen werden und nicht nur als lokales Geschehen. Die Zellveränderungen wären dann ein wesentlicher, aber nicht alleiniger Krankheitsaspekt. Der Mensch ist nicht nur ein höchst komplizierter Zusammenschluss von Zellen. Er steht außerdem als eine geistige und seelische Persönlichkeit im Leben, als ein Selbst, das sein Dasein verantwortlich gestaltet. Dieses Selbst durchdringt und strukturiert ein geistiges Feld mit psychologischem, sozialem und individuellem Inhalt von höchster Vielgestaltigkeit und schicksalhaft die Körperlichkeit mit ihrem biologischen zu Organen gebildeten Zellverbänden. Dieser Ansatz hat ganzheitlichen Charakter.

Betrachtet man nur die morphologischen und funktionellen Erscheinungen erhält man einen symptomatischer Ansatz.

Bei der Krebserkrankung tritt uns die Polarität in der Anschauung von Mensch und Zelle entgegen, sie wird existentiell und zu einem Grundproblem der Medizin.

---

[1] Mathias Wais: Biographiearbeit – Lebensberatung. 5. Aufl. Stuttgart 2002. S. 70ff.

## Krebs – nur eine Zellentartung?

Die Diagnose Krebs wird durch den Nachweis typisch entarteter Zellen, den Krebszellen, gesichert. Sind diese vorhanden, ist die Diagnose gestellt; gelingt es nicht, sie ausfindig zu machen, wird nicht von einem Karzinom gesprochen. Wenn durch die Behandlung erreicht wird, die Krebszellen vollständig zu entfernen, zieht man den Schluss, dass der Mensch geheilt ist.

Eine Frage bleibt dann allerdings offen: Wodurch waren die Zellen zum Krebs entartet? Besteht die Ursache gar weiter? Dann ist die Gefahr einer erneuten Entartung von Zellkomplexen gegeben, von Heilung kann also keine Rede sein.

Was also veranlasst die Zellen, sich aus dem organischen Zusammenhang zu lösen, sich nicht mehr in die Ganzheit einzugliedern, sondern ein entartetes Eigenleben zu führen? Mit anderen Worten, was macht die gesunde Zelle zur Krebszelle?
Die gesunden normalen Zellen sind ihrer jeweiligen Aufgabe gemäß in den entsprechenden Organen und Geweben differenziert beispielsweise als Leber-, Darm- oder Nervenzelle tätig. Als Krebszelle verlieren sie ihre spezielle Gestalt und Funktion und nehmen Formen an, die dem embryonalen Zellzustand ähneln. Dadurch gewinnen sie eine enorme Wachstumskraft, die einmal ihre Vermehrung beschleunigt, zum anderen es ihnen erlaubt, sich in verschiedensten Regionen des Organismus anzusiedeln. Dort setzen sie sich entgegen der bestehenden Ordnung durch, ja gefährden schließlich die Existenz des Ganzen.

Aber was sind die Ursachen für diese Veränderung der Zellen, die zur Bildung des Karzinoms führen?

Es muss Fremdwirkungen geben, die tief in das Ordnungsgefüge des Organismus eingreifen:

- Den Schutz des Organismus gegenüber schädlichen Einflüssen von außen besorgt das *Immunsystem*. Daher wird als eine der Ursachen *Immunschwäche* angenommen. Es bleibt dabei offen, woher diese kommt.

- Bei bestimmten bösartigen Tumoren werden bestimmte *Viren* als ein ursächlicher Faktor angesehen (Burkitt, Papillom u.a.) oder Bakterien wie z.B. Heliobakter pylori.
- Dann gibt es eine Vielzahl sogenannter karzinogener *Umweltgifte, Nahrungszusätze* oder *Medikamente,* die teilweise erst nach ihrem Einsatz als krebserregend erkannt wurden und werden.
- Ebenso kommen *ionisierende Strahlen* oder *UV-Licht* in Betracht.
- Auch die persönliche biographische Situation hat sicherlich einen großen Einfluss auf das Krebsgeschehen wie Kummer und Sorgen.
- Weitere, noch wenig bekannte und anerkannte Faktoren.

## Krebs als Allgemeinkrankheit

Um der Problematik der Entstehung des Karzinoms gerecht zu werden, wenden wir den Blick auf den ganzheitlichen Ansatz, das heißt, Krebs als *Allgemeinkrankheit* zu erkennen. Hierbei geht es um den Menschen in seinem Zusammenhang von Geist, Seele und Körper.

Heute wird zunehmend der psychische und soziale Einfluss auf die Krankheitsentstehung erkannt. Wir erleben am krebskranken Menschen, wie sein Leiden zwar körperlich als eine typische Zellerkrankung im Organismus auftritt, zugleich aber auch den ganzen Menschen erfasst, ja letzten Endes seiner geistig-seelischen Wesenheit entspringt. Die Störungen beginnen oft mit typischen Erscheinungen in den Tiefen des *Unterbewusstseins,* ehe sie sich schließlich bemerkbar machen. In der *Seele* bilden sich Stimmungen des Unbeteiligtseins am Leben der Welt, seelische Äußerungen werden schwächer. Es kommt zu einer Verdrängung von seelischer Spontanität mit Neigung zu depressiver Verstimmung. Auch *leibliche* Vorgänge mit Völlegefühl und Appetitlosigkeit stellen sich ein, das gesunde Spannungsgefühl lässt nach.

Das Anliegen dieses Buches ist es, die Bedeutung der Ernährung für Entwicklung und Behandlung der Krebskrankheit darzustellen. Dazu ist es hilfreich, die aus der Anthroposophie gewonnene umfassende Anschauung des Menschen in seiner Gliederung als erstes zu betrachten. Hieraus kann man verstehen, dass jeder Bereich des Menschen von der Krebserkrankung betroffen sein kann.

Erst dann schließt sich das zentrale Thema an: Welche Bedeutung die Ernährung für den Krebskranken hat und wie sinnvoll Ernährungsrichtlinien sind.

## 2. Ganzheitliches Menschenbild zum Verständnis des Karzinoms

### Der Mensch und sein Wesen

Der Mensch gliedert sich nach anthroposophischer Betrachtung in vier Ebenen, die einander durchdringen:

- physischer Körper (physische Ebene)
- Lebensebene (Ätherleib)
- Empfindungsebene (Astralleib)
- Ich

In Anlehnung an den sichtbaren physischen Körper oder Leib werden diese Wesensebenen auch als „Leib" bezeichnet. Nachfolgend wird dargestellt, wie diese Ebenen ineinanderwirken, und welche Beziehungen zu den Naturreichen bestehen. Diese Zusammenhänge sind für das Verständnis des Krebsgeschehens wichtig. Sie helfen auch beim Finden von vorbeugenden Maßnahmen und Therapien. Eine Übersicht dazu findet sich in der Tabelle S. 16.

Der **physische Körper** ist der sichtbare Teil des Menschen. Er wird aus den gleichen anorganischen Stoffen wie die unbelebte Natur (Mineralreich) aufgebaut. Trotzdem kann man ihn in seiner Form und seinem Stoffwechsel nicht mit der üblichen Denkweise erklären. Dies ist nur möglich, wenn jede Bildung und jeder Vorgang des Organismus als Ausdruck von Geist und Seele verstanden wird. Die aufrechte Haltung, das Individuelle von Bewegung und Gang, die Sprache, der Blick und nicht zuletzt das Denken, Fühlen und Wollen sind keinesfalls eine *Folge* der Körperfunktionen, sondern Ausdruck des Geistig-

Seelischen. Dies betrifft alle Bereiche des Organismus auch die feineren Zellstrukturen und ihre Funktionen.

Der Aufbau und Erhalt des physischen Körpers wird von den *Kräften des Lebendigen* übernommen. Wäre er sich selbst überlassen, müsste er nach den Gesetzen der Physik zerfallen, wie es beim Leichnam geschieht. Diese Kräfte des Lebendigen bilden eine **Lebensorganisation (Ätherleib)**. Diese Lebensorganisation hat der Mensch mit der Pflanze gemeinsam. Sie impulsiert und lenkt Wachstum und Fortpflanzung sowie den Stoffwechsel. Zudem wirkt sie formend und gestaltend auf den physischen Körper. Während der physische Körper über die feste Substanz wirkt, ist das Element der Lebensorganisation die *Flüssigkeit*. Ohne Wasser kein Leben. Dabei spielt der Rhythmus des Strömens und Bewegens eine wichtige Rolle. Die Stärkung der Lebensorganisation mit ihren heilenden Kräften ist ein Ansatzpunkt dieses Buches.

Zur Ebene der Empfindungen gehören Gefühle und Triebe wie auch Schmerz und Lust. Diese **Empfindungsorganisation (Astralleib)** weist über das Wachstum der Lebensorganisation hinaus und zeigt sich in Prozessen wie Bewusstsein und Reifung. Ihre Tätigkeit ist mehr mit dem Abbau verbunden, während die Lebenstätigkeit aufbauend wirkt. Die Empfindungsorganisation hat der Mensch mit den Tieren gemeinsam. Die *Luft* ist ihr Medium. Dies zeigt sich u. a. beim Atem.

Das **Ich,** die vierte Ebene des menschlichen Wesens ist die Persönlichkeit, die eigentliche Individualität. Dieses bewusste *Ich* schafft sich im Körper eine *Ich-Organisation*, eine Art *Stoffwechsel-Ich,* mit dem es Funktionen und Strukturen des Organismus individuell gestalten kann. Dazu gehört das Aussehen des Gesichts, der Hände, der menschlichen Gestalt. Auch das Eiweiß ist individualisiert, kein Eiweiß eines Menschen gleicht dem eines anderen. Das *Ich* wirkt über das Element der *Wärme,* ihr Träger ist das Blut. Nicht umsonst verlangt Mephisto für den Teufelspakt mit Faust die Unterschrift mit Blut.

**Der Mensch mit seinen 4 Wesensebenen**

| Mensch | Naturreich | Element | organischer Träger |
|---|---|---|---|
| physischer Körper | Mineral | Erde | Substanzen |
| Lebensorganisation (Ätherleib) | Pflanze | Wasser | Flüssigkeitssysteme |
| Empfindungsorganisation (Astralleib) | Tier | Luft | Atemsystem |
| Ich | Mensch | Feuer | Blutsystem |

**Der dreigliedrige Mensch**

Zum Verständnis der Störungen im menschlichen Organismus ist nicht nur die Kenntnis dieser vier Wesensebenen wichtig, sondern auch die sogenannte *Dreigliederung des Organismus,* die drei Funktionsbereiche des Menschen beschreibt.

- das schwerpunktmäßig im Kopf konzentrierte *Nerven-Sinnes-System*

- das ***Rhythmische System*** mit seinem Zentrum von Herz und Lunge im Brustraum

- das ***Stoffwechsel-Gliedmaßen-System,*** das über die Organe im Bauch und die Gliedmaßen wirkt

In diesen drei Breichen sind in unterschiedlicher Weise die beschriebenen Wesenebenen physischer Körper, Lebens-, Empfindungsorganisation und Ich tätig.

Zum **Nerven-Sinnes-System** zählen die Sinnesorgane, die äußere und innere Reize wahrnehmen, und die Nerven mit dem Gehirn. Sie sind mit Ich, Empfindungs- und teilweise Lebensorganisation nur lose verbunden. Man erkennt dies daran, dass sie einen geringen Stoffwechsel haben und selbst in Ruhe bleiben (s. S. 28).

Das **Rhythmische System** wirkt über Flüssigkeiten verbindend auf Lebensorganisation und physischen Körper. Die höheren Ebenen Ich und Empfindungsorganisation greifen über die Atmung und den Blutkreislauf ein und lösen sich im rhythmischen Wechsel wieder. Das Rhythmische System ist der Regulierer und „Heiler". Ein gestärktes Rhythmisches System hilft bei Heilprozessen und Gesundungsvorgängen.

Das **Stoffwechsel-Gliedmaßen-System** umfasst die Fortpflanzungsorgane, innere Organe wie Leber, Niere oder Magen, Darm, Geschlechtsorgane, den Stoffwechsel und die äußeren Bewegungsorgane Arme und Beine. Es ist mit der Eigenbewegung der Gliedmaßen und der Tätigkeit der Substanzveränderung *(Stoff-Wechsel)* befasst. Hier sind nicht nur Lebens-, sondern auch Empfindungsorganisation und Ich an den physischen Körper gebunden. Im inneren Stoffwechsel greift das Ich – für das Tagesbewusstsein nicht bemerkbar – ein. Die Bewegung der Arme und Beine zeigt dagegen deutlich das Einwirken des bewussten Ich. Die Wärme ist das Medium, mit dem das Ich den Körper ergreift.

| **Wesensglied oder Ebene** | **negative Faktoren** | **positive Faktoren** | **Kapitel** |
|---|---|---|---|
| **Physischer Körper** Mineralische Ebene | Schadstoffe, Umweltgifte, Denaturierung | lebensfrische, gesunde Nahrung | 3 +4 |
| **Lebensorganisation** (Ätherleib) Flüssigkeitsorganismus | Störungen im Mineral- und Eiweißstoffwechsel | ausreichendes Trinken, Aufnahme förderlicher Minerale | 5 |
| **Empfindungsorganisation** (Astralleib) Luft-Organismus | gestörte Zellatmung, krankhafte Gärprozesse, Kummer, Stress | Atemfermente, milchsaure Gärprodukte, seelische Ausgeglichenheit | 6 |
| Licht-Organismus | fehlende Lichtstrahlung von Krebszellen | Lichtqualität der Nahrung | 7 |
| **Ich** Wärme-Organismus | Krebszelle als Kälteherd | Wärmequalität der Nahrung | 8 |

Beim Karzinom sind diese Beziehungen zwischen den Wesensgliedern und ihr Zusammenwirken im Organismus gestört.[2] In den folgenden Kapiteln werden sowohl die belastenden Faktoren als auch Möglichkeiten der Vermeidung und Heilung dargestellt. Positive Faktoren können das Zusammenwirken der Wesensebenen des Menschen stärken. Belastungen können dagegen zu Ungleichgewichten führen (s. Tabelle S. 18). Die Ernährung hat dabei eine zentrale Rolle für unser Leben und unsere Lebensqualität und kann vielschichtig– entlastend und gesundend oder belastend und kränkend wirken.

Diese Dreigliedrigkeit des Menschen kann mit den pflanzlichen Nahrungsmitteln in Beziehung gesetzt werden. Daraus lassen sich Empfehlungen für die Stärkung der einzelnen Funktionsbereiche des Menschen ableiten.

### Dreigliederung der Pflanze

Die Pflanze kann ebenfalls in drei Bereiche gegliedert werden: Wurzel, Blatt und Stängel und Blüte-Frucht. Jeder Bereich entfaltet besondere Qualitäten und reagiert unterschiedlich mit der Umwelt. Die *Blüte* mit *Frucht* und *Samen* entwickelt am stärksten eine Stoffwechseltätigkeit und ist der wärmste Teil der Pflanze. Die Wurzel hingegen verbindet sich mit dem dunklen, feucht-kühlen Erdreich und setzt sich dort mit dem mineralischen Element auseinander. Zwischen diesen beiden polaren Bereichen vermitteln *Blatt* und *Stängel*. Hier atmet die Pflanze, hier ist der Säfte-Kreislauf ausgebildet.

Beim Menschen gibt es ähnliche Funktionsbereiche wie bereits dargestellt: Im *Brustraum* eine atmende Mitte mit Lunge und Herz. Dieser mittlere rhythmische Bereich im Menschen entspricht der Blatt-Stängel-Region.

---

[2] Rudolf Steiner: Geisteswissenschaft und Medizin. 20 Vorträge für Ärzte und Medizinstudenten. GA 312, Dornach 21.-23.3.1920, S. 247ff

| Wurzel | Blatt/Stängel/Spross | Blüte/Frucht/Samen |
|---|---|---|
| Verhärtetes, Wahrnehmung | Vermittelndes | Verströmendes, Konzentrierendes |
| Mineralstoffe, Salze | Säfte, Flüssigkeit | Duft, Aroma, Farben |
| Stoffaufnahme, Stoffspeicherung | Assimilation (Chlorophyll), Blattatmung | Stoffwechsel, Stoffspeicherung, Fortpflanzung, Innenraumbildung |
| Kühle | | Wärme |

Im *Kopf* findet die Bewusstseinsentwicklung statt, die sich auf feinste Mineral- und Salzprozesse stützt. Beim Denken müssen wir einen kühlen Kopf bewahren. Diese Eigenschaften erinnern an den Wurzelbereich der Pflanze. Der *Stoffwechsel* des Menschen mit seiner Wärmeaktivität weist auf die Verwandtschaft zu Blüte und Frucht der Pflanze hin.

Für den Menschen bedeutet dies, dass Wurzelgemüse wie Rettich, Pastinake oder Sellerie besonders auf das Nerven-Sinnes-System wirken, Blattgemüse wie Kohl oder Salat sowie Stängelgemüse wie Spargel oder Bleichsellerie auf das Rhythmische System, Fruchtgemüse wie Gurken oder Kürbis auf das Stoffwechsel-Gliedmaßen-System.

| Nerven-Sinnes-System (Kopf) | Rhythmisches System (Brust) | Stoffwechsel-Gliedmaßen-System (Bauch) |
|---|---|---|
| Verhärtetes (Schädel) | Vermittelndes (Puls, Atemrhythmus) | Auflösendes (Verdauung) Konzentrierung (Aufbau) |
| Sinnesorgane (Wahrnehmung und Verarbeitung der Sinneseindrücke) | Atmung, Blutkreislauf (Hämoglobin) | Stoffwechsel, Fortpflanzung, Beweglichkeit |
| Kühle, Starre | Wärmeregulation | Wärmeprozesse |

Diese Wirksamkeit erfolgt im Bereich der vitalen Kräfte, der Lebensorganisation. Diese idealtypische Zuordnung wird variiert durch Pflanzenfamilie und spezifische Ausprägung der Pflanzenart. So weisen beispielsweise farbige Wurzeln wie Möhren oder Rote Bete „fruchtartige" Impulse auf. In der Normalkost sollen alle Teile der dreigliedrigen Pflanze einbezogen werden.

In der Ernährung für Krebskranke wird man auf jeden Fall die *rhythmische Mitte* durch *Blattgemüse* stärken und sonst gezielt bestimmte Funktionsbereiche ansprechen. Will man der Verfestigung entgegenwirken, bevorzugt man *Früchte* und *Blüten* wie Obst, Artischocke, Kürbis oder Samengewürze. Zur Stärkung der Formkräfte, legt man mehr Wert auf Nahrung aus der *Wurzelregion* wie Möhre, Pastinake, Rettich oder Schwarzwurzeln. Für den Krebskranken ist die *Blattregion,* also Salate und Blattgemüse besonders wichtig.

Außerdem kann man bei einer Krebserkrankung noch das erkrankte Organ besonders berücksichtigen, im dem man je nach Zugehörigkeit Lebensmittel aus dem Bereich bevorzugt z.B. bei Magenkarzinom Früchte und Blütengemüse und Obst sowie verträgliche Gewürze.

# 3. Äußere Einflüsse

## Folgen falscher Ernährung

Bei der Tumorbildung ist das Zusammenspiel zwischen Lebensorganisation und physischem Körper gestört. Der physische Körper nimmt die äußeren Kräfte der Umwelt zu stark in sich auf und gliedert sie nicht mehr genügend mit Hilfe von Ich und Empfindungsorganisation in die Ganzheit des Organismus ein.[3] „Allen möglichen äußeren Einflüssen wird ein starker Zugang eröffnet", der Körper ordnet sich „dem Äußeren, der dem Menschen feindlichen Natur unter", d. h. er kann seinen eigenen Lebensrhythmus nicht mehr aufrechterhalten. Dies bedeutet, dass die immer vorhandenen äußeren Einflüsse (Nahrung, Sinnesreize, Umweltbelastungen) zu intensiv aufgenommen werden, der Mensch sie zu wenig abschirmt oder umwandelt, also zu wenig oder gar nicht in den eigenen Lebenszusammenhang aufnimmt.

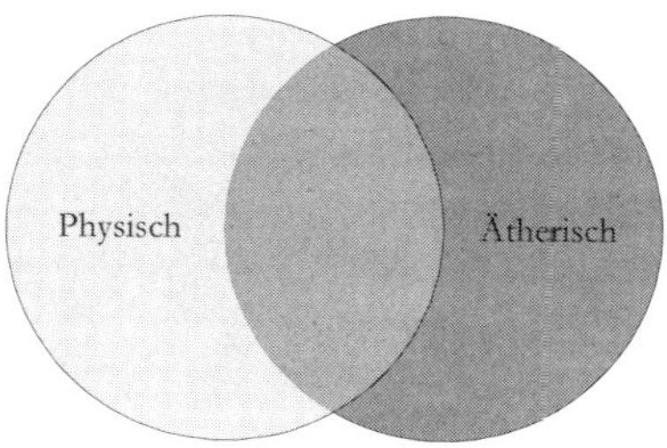


Gesundes Zusammenwirken

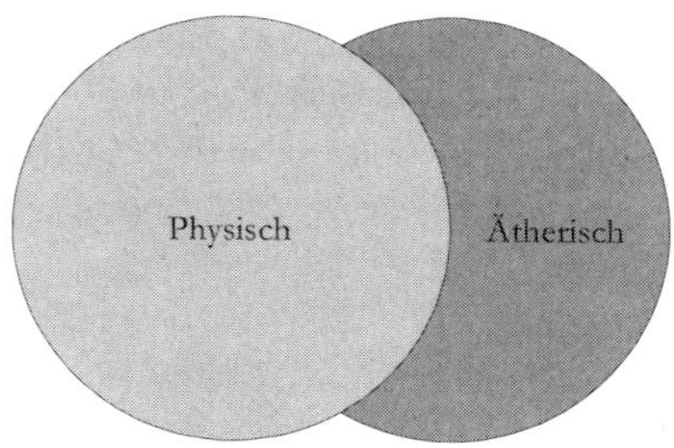


Überwiegen des Physischen

Diese äußeren Einflüsse wirken besonders dann so zerstörend, wenn sie aus dem Naturzusammenhang herausgefallen oder nicht natürlichen Ursprungs sind. Dazu zählt auch eine stark denaturierte Nahrung. Die Anzeichen sind zunächst *funktionelle* Störungen im Stoffwechsel, die schließlich dazu führen, dass sich durch die Fremdwirkung ein Teil der Zellen aus der Gesamtordnung des Lebens heraus-

[3] Rudolf Steiner: Geisteswissenschaft und Medizin. 20 Vorträge für Ärzte und Medizinstudenten. Dornach 21.-23.3.1920, S. 249

löst, sich verselbständigt und als Krebstumor zu wuchern beginnt. Um dies besser zu verstehen, muss man einen Blick auf den Nahrungsabbau werfen. Jede Nahrung ist zunächst „fremd" und trägt immer eine gewisse Schwere in den Organismus hinein. Diese muss die Lebens- und Empfindungsorganisation des Menschen überwinden, d.h. das Nahrungsmittel auflösen und zu eigener Substanz umbauen oder ausscheiden. Gelingt dies nicht, so wirken im Menschen fremde Impulse und begünstigen eine Entartung. Menschen mit einer Krebsdisposition leisten diesen Abbau oft unzureichend. Daher ist es sehr wichtig, bei der Nahrungsaufnahme auf verschiedene kritische Punkte zu schauen. Im folgenden werden einige Risiken aufgezählt, die aus einer falschen Ernährung resultieren. Es handelt sich nicht um krebserregende Bestandteile oder Verfahren, sondern darum, dass man sich durch solche Ernährung schwächt oder nicht die Kräfte aufnehmen kann, die mit einer anderen Qualität möglich wären.

- *Überernährung*
  Heutzutage wird meist zu viel gegessen und diese übergroße Menge muss dann vom Organismus bewältigt werden. Übergewicht gilt als ein Risikofaktor besonders für Darm- und Brustkrebs. Übergewicht wird nach dem Body Mass Index (BMI) berechnet: BMI = *Körpergewicht in Kilogramm geteilt durch Körpergröße in Meter zum Quadrat* Ein BMI >30 bedeutet Übergewicht (Adipositas), ein BMI zwischen 25-30 leichtes Übergewicht. Ein BMI von 18,5 – 25 ist erwünscht.

| | |
|---|---|
| Beispiele: | 80 kg : (1,60 m)$^2$ = 80 : 2,56 = 31 Übergewicht |
| | 70 kg : (1,60 m)$^2$ = 70 : 2,56 = 27 leichtes Übergewicht |

- *Zu viel Eiweiß*
  Die Gefahr von Zuviel ist auch beim Eiweiß gegeben. Der Organismus ist dann nicht in der Lage, die Eiweißstoffe genügend abzubauen. Sie bleiben fremd im Organismus und beschweren den physischen Körper und neigen zur Fäulnisbildung, besonders im Darm. Eine Eiweißüberernährung ist vor allem durch zu viel tierische Nahrung wie Fleisch (Wurst), Fisch und Eier, aber auch großen Mengen Quark oder Käse möglich. Pflanzliche Lebensmittel mit Ausnahme von Hülsenfrüchten (z.B. Sojaisolate) können nicht

zu einer Eiweißüberernährung führen. Der Krebskranke vermag Abbauprodukte des Eiweiß wie Harnstoff nur ungenügend auszuscheiden.

- *Fettverzehr*
  Noch immer werden zu viele Fette in der Nahrung verzehrt. Dies trägt zum einen zum Übergewicht bei, ferner entstehen beim Fettabbau im Darm aus den Gallensäuren belastende Substanzen (z.B. Desoxycholsäure). Dies verändert die Darmflora negativ, was wiederum eine Immunschwächung bedeuten kann. Da Fettbestandteile auch die Bausteine für Hormone liefern, wird zu viel Fett als Risikofaktor für hormonabhängige Tumore in Brust, Gebärmutter und Prostata gesehen.

- *hochverarbeitete Lebensmittel*
  Hierunter sind Produkte zu verstehen, die durch intensivste Verarbeitungsprozesse einen großen Teil ihrer Inhaltsstoffe verloren haben oder großen mechanischen oder thermischen Belastungen ausgesetzt waren. Dies sind z. B. weißes Mehl (Type 405) oder weißer Reis, die nicht nur in ihren Vitaminen, Mineralstoffen, son-

**Ballaststoffgehalt** (g/100g)

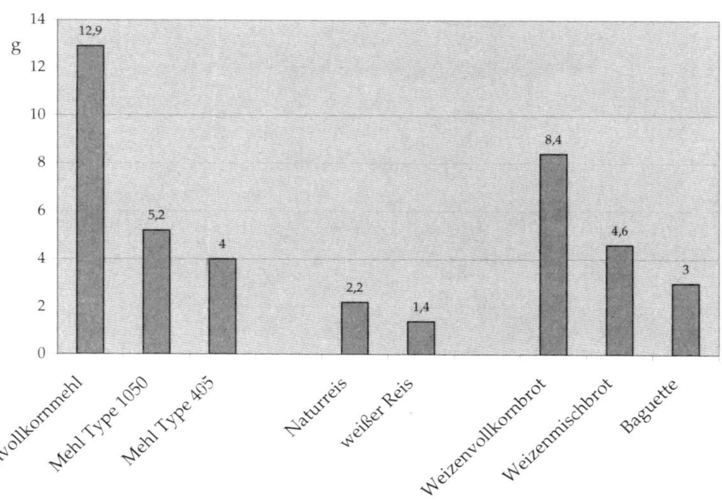

dern auch in ihrem Ballaststoffgehalt gemindert sind (s. Übersicht). *Ballaststoffmangel* gilt als ein Risikofaktor für Darmkrebs. Ebenso zählt der weiße Zucker dazu, der im Gegensatz zu alternativen Süßungsmitteln keine Vitamine und Mineralstoffe mehr enthält. Zwar lösen weder weißes Mehl noch Zucker Krebs aus, aber sie verdrängen vollwertige Lebensmittel.

- *Denaturierte Lebensmittel*
  Denaturierung bezeichnet den Rückgang an „Lebenskräften", den Abbau des natürlichen (gewachsenen) Zustands. Dies ist nicht von vornherein nachteilig, weil dadurch auch zu „mächtige", schwer verdauliche Rohprodukte verträglicher oder sogar erst bekömmlich werden. Jeder Garprozess „denaturiert". Aber dieser Prozess ist im Zusammenhang mit dem Lebensmittel zu sehen. Was bei Kopfsalat unnötig ist, wird beispielsweise für Sellerie empfohlen. So kommt es auf die Art des Lebensmittels, den Verarbeitungsprozess und auch die Verzehrshäufigkeit an. Isst jemand täglich Weißbrot anstelle von einem vollwertigeren Vollkornbrot, so ist dies negativer zu sehen, als wenn man mal zu einer Feier ein „süßes Stückchen" verzehrt.
  Bestimmte Denaturierungen durch Gar- oder Konservierungsverfahren werden kritisch gesehen und ihr Einfluss auf Lebensmittel negativ für Krebskranke beurteilt. Dazu zählen: Mikrowellengaren, radioaktive Bestrahlung und auch das Tiefgefrieren. Durch solche Techniken werden die Kräfte des Lebendigen reduziert, so dass sie belastend (nicht direkt krebsfördernd) wirken. Es sind dies Techniken der modernen Zeit. Krebs ist auch eine Zeitkrankheit – *schnell* wuchernd, *kälteliebend* und das *Gestaltete* verdrängend. Im Sinne einer Signatur zeigen sich hier Bezugspunkte, die zum Nachdenken über den Umgang mit unseren bequemen Alltagstechniken führen können.

- *Tiefkühlung*
  Dieses verbreitete Konservierungsverfahren wird zunehmend auch für ökologische Lebensmittel verwendet. Die Rohstoffe werden hierzu „schockartig" eingefroren, d.h. in kurzer Zeit auf mindestens –32°C heruntergekühlt. Dadurch ist eine längere Haltbarkeit möglich, weil so Bakterien und Enzyme, die sonst zum Ver-

derb beitragen, nicht wirksam werden können. Vitamine werden durch die Tiefkühlung wenig beeinträchtigt. Trotzdem führt die Kälte zu negativen Veränderungen. So nimmt das Aroma und die Farbe ab, die Struktur kann bröselig werden (Gebäck) oder nach dem Auftauen rasch zerfallen (Obst). Gerade Aroma- und Farbstoffe, die natürlich im Lebensmittel gebildet wurden, gelten heute aber als krebsvorbeugende Substanzen. Aus solchen Gründen wird Tiefkühlkost für Krebskranke nicht empfohlen

- *Bestrahlung*
  Dieses Konservierungsverfahren ist in Deutschland verboten, im Rahmen des Europäischen Binnenmarktes können bestrahlte Lebensmittel aber auch zu uns gelangen. Bestrahlt werden heute Erdbeeren, Zwiebeln, Kartoffeln, Meeresfrüchte und Gewürze. Zweck ist es, das Keimen zu verhindern oder mögliche Lebensmittelverderber wie Bakterien oder Schimmelpilze abzutöten. Diese radioaktive Bestrahlung ist eine weitgehende Denaturierung, die qualitätsmindernd z.B. auf Vitamine wirkt.[4] Solcherart konservierte Lebensmittel sollten gemieden werden.

- *Landwirtschaftlicher Anbau*
  In der konventionellen Landwirtschaft wird mit Mineraldünger gearbeitet, wodurch in kurzer Zeit voluminöse Produkte erzeugt werden. Man setzt „Biozide" wie Unkrautvernichtungs- und Schädlingsbekämpfungsmittel ein. Auch hierdurch wird das Gleichgewicht von physischen und Lebenskräften verschoben. Vor allem die feineren Lebenskräfte der Gestaltung und Reifung werden schwächer ausgeprägt. Auch dies trägt zur Belastung bei.

Daher sollten Bio-Lebensmittel, besonders biologisch-dynamische mit schonender Weiterverarbeitung bevorzugt werden. In ihnen wirken die vitalen Kräfte so, dass das Gleichgewicht zwischen Schwere (physisch, mineralisch) und Vitalität (Lebenskräfte) sich einstellen kann.

---

[4] Kretschmer, Christine; Herzog, Alexander: Gesunde Ernährung bei Krebs. 13. Aufl. Stuttgart 2002, S. 59f.

## 4. Bedeutung krebserregender Substanzen

### Folgen von Reizungen

Ein weiterer Faktor der Krebsentstehung wird in belastenden Reizen auf den Organismus gesehen. Darauf kann mit Tumorbildung reagiert werden.
Im Gegensatz zu den Belastungen durch Nahrungsmittel, die im letzten Kapitel behandelt wurden, geht es hier um eine oder mehrere Substanzen, die direkt reizend, d.h. krebserregend wirken. Oftmals handelt es sich um Substanzen, die nicht in die Nahrung gehören und durch falsche Handhabung, Verarbeitungstechnik oder Umweltbelastung hineingeraten.

So kann beispielsweise das Bronchial- und Lungenkarzinom durch den ständigen Reiz von Teerderivaten entstehen, die der Raucher (auch der passive Raucher) mit dem Qualm inhaliert. In seltenen Fällen genügt sogar langfristiger mechanischer Druck oder Reibung durch einen Gegenstand wie ein Pfeife am Mundwinkel, um die Schleimhaut entarten zu lassen.

Aber auch in Nahrungsmitteln werden eine Anzahl von Stoffen gefunden, die zur Krebsentstehung beitragen können. Man nennt sie ***Karzinogene***. Einige Beispiele

- *Aflatoxine* sind Gifte, die vom Gießkannenschimmel-Pilz (Aspergillus flavus) gebildet werden. Erdnüsse, Pistazien und auch andere Nüsse werden leicht von ihm befallen. Aflatoxine gehen in die Früchte über. Sie führen zu Leberkrebs. Daher sollte man nie verschimmelte Nüsse essen.

- *Nitrosamine* entstehen, wenn *Nitrit* auf *sekundäre Amine* (Eiweißabbauprodukte) einwirkt. Nitrit ist durch das Nitrit-Pökelsalz in vielen Fleisch- und Wurstwaren (Kassler, Salami etc.) enthalten. Zur Vermeidung der Nitrosaminbildung verzichte man darauf, gepökelte Ware zu erhitzen (gebratener Speck, gegrilltes Kasseler etc.) und nicht zusammen mit Lebensmitteln zu verzehren, die einen höheren Gehalt an biogenen Aminen aufweisen (Schimmelkäse, sehr reife Käse, Fisch etc.). *Nitrit* kann sich auch durch Aufwärmen *nitrat*haltiger Gemüse bilden. Deshalb soll z.B. Spinat nicht wieder erwärmt werden. Infolge der Verwendung von Nitrat als Düngemittel in der konventionellen Landwirtschaft sind solche Substanzen in der Natur verbreitet und können auch im Trinkwasser vorkommen.

- *Aromatische polyzyklische Kohlenwasserstoffe* (PAK) wie *Benzpyrene* können sich beim Räuchern und Grillen bilden. Durch herunter tropfendes Fett in die heiße Glut können diese Benzpyrene entstehen, mit dem Rauch aufsteigen und ans Grillgut gelangen. Grillfreunde sollte daher Alufolie unter das Grillgut geben. Auf keinen Fall soll man angebrannte, schwarze Stellen essen. Bei Grillgeräten mit senkrecht stehendem Rost besteht diese Gefahr nicht. *Benzpyrene* befinden sich leider auch auf pflanzlichen Produkten aus Abgasen von Verbrennungsanlagen. Durch Umweltschutzmaßnahmen sind diese Schadstoffe inzwischen reduziert. Dass die wesentlich gefährlicheren *Dioxine* ein Problem darstellen, beweisen auftretende Lebensmittelskandale.

- *Alkohol* ist ein Genussmittel und kann jedoch die Schleimhäute so reizen, dass Tumore entstehen. Er wirkt immunschwächend und vermindert die vom Kranken dringend benötigten Selbstheilungskräfte, da gerade das Entgiftungsorgan Leber geschwächt wird. Dem stehen neuere Studien gegenüber, die dem Rotwein günstige Wirkungen bei Herz-Kreislauf-Erkrankungen bescheinigen (französisches Paradoxon). Dies scheint auf der antioxidativen Kapazität der Farbstoffe (s. S.51) des Weins zu beruhen.[5] Trotzdem raten wir vom Weingenuss ab und empfehlen den unvergorenen roten Traubensaft.

- *Isolierte Vitamine*

Vitamine gelten als Schutzfaktoren zur Prophylaxe und Therapieunterstützung des Krebskranken, da sie die Zelloxidation verhindern, also als Antioxidantien wirken. Dies gilt besonders für die Vitamine A,C und E. Diese Wirkung lässt sich aber nicht mit höheren Dosen isolierter Vitamine steigern nach dem Motto „Viel hilft viel". So kehrte sich in einer Studie mit viel ß-Carotin (Provitamin A) die Wirkung um, es kam sogar zu vermehrter Tumorbildung, weshalb

[5] H. Böhm: Das Französische Paradoxon. Gesundheit durch Phenole des Weins? „Ernährungs-Umschau" 2,3 (2000) S. 44-49, S. 92-99.

diese Studie beendet werden musste[6]. Daher wird empfohlen, Vitamine durch natürliche Lebensmittel wie Obst und Gemüse zu sich zu nehmen (s. S.62f.).

- *Freie Radikale* bilden sich im normalen Stoffwechsel bei Abbauvorgängen. Ihr Auftreten steigt an durch Rauchen, Stress, extreme Bewegung oder Sport (bei Überforderung) wie auch Luftbelastung und stärkere UV-Bestrahlung. Diese „freien Radikale" sind äußerst reaktiv und können zellschädigend wirken. Deshalb macht der gesunde Organismus sie sofort wieder unschädlich. Diese Aufgabe haben sogenannte Antioxidantien wie Vitamin A, ß-Carotin, Vitamin C und E. Auch bestimmte Spurenelemente wie Selen, Kupfer, oder Zink sind für den Zellschutz in ausreichender Menge nötig. Daher gehört zur Krebsprävention einerseits das Vermeiden einer Lebensweise, die zu höherer Bildung von freien Radikalen führt (kein Rauchen, keine zu ausgiebigen Sonnenbäder etc.), andererseits eine ausreichende Zufuhr von antioxidativ wirkenden Vitaminen und Spurenelementen in der Nahrung.

- *Acrylamid* ist eine Verbindung, die aus Zucker und der Aminosäure Asparaginsäure beim starken Erhitzen, Braten, Rösten oder Frittieren entsteht. Man vermutet, dass sie kanzerogen wirkt. Daher soll man Lebensmittel nicht über 200° C backen. Besonders betroffen waren Pommes frites und Kartoffelchips. Diese Lebensmittel werden für Krebsvorbeugung oder Ernährung von Krebskranken nicht empfohlen.

Um die durch die Umwelt vorhandene Belastung nicht noch mehr zu vergrößern, ist es empfehlenswert, Lebensmittel zu kaufen, die keine oder kaum Zusatzstoffe enthalten. Diese findet man in Naturkostläden, Bio-Supermärkten oder Reformhäusern als ökologische Produkte (Bio-Lebensmittel). Sonst ist anzuraten, sich die Zutatenliste von Produkten genau anzusehen, damit man nicht überrascht von den Zusätzen ist.

---

[6] Berthold Gaßmann: Beta-Carotin erleidet eine kollektive Schlappe „Ernährungs-Umschau" 43 (1996) H. 3, S. 103

## Wie kommt es zur Krebsbildung als Reaktion auf äußeren Reize?

Was geschieht beim Sinnesvorgang? Als Beispiel sei das Auge betrachtet. Es darf nicht von Lebenskräften durchpulst oder gar durchblutet sein. Nur so kann die Welt von ihm betrachtet werden. Erst im Hintergrund des Auges, in der sogenannten Netzhaut gibt es Blut- und Nervengewebe, das die Sinneseindrücke sammelt. In Wechselwirkung mit dem Gehirn entsteht das Geschaute und erscheint als inneres Bild. Es kann später wieder hervorgerufen werden, dies nennen wir Erinnerung oder Vorstellung.

Die Verbindung zwischen Nerv und Blut ist die Grundlage für die Reaktion auf eine Wahrnehmung. Dies beruht auf innerem Willen und verläuft unter der Schwelle des Bewusstseins. Nun ist der heutige Mensch einer Unzahl von Wahrnehmungen ausgesetzt, die er im einzelnen gar nicht registrieren, geschweige denn verarbeiten kann: die Fülle der Werbung, der Lichter, der Menschenmassen, des Straßenlärms, der Medien, der Gerüche und der Geschmackseindrücke der Speisen. Man beklagt mit Recht die Reizüberflutung. Und die Folgen?

Die Seele fühlt sich bedrängt, von den Eindrücken überwältigt. Die Reize pressen sich mit ihrem Fremdcharakter in sie ein. Der Wille reagiert zunächst mit Unruhe, aggressiver Haltung, Nervosität, Schlaflosigkeit. Er wuchert gleichsam als Antwort auf den ständigen Reiz von außen. Später ereignet sich meist die gegenteilige Reaktion: Geist und Seele ziehen sich zurück, man resigniert und lässt alles geschehen. Dadurch überwiegen die fremden physischen Kräfte in einem Bereich der eigen und individuell sein sollte – eine *Krebsdisposition* entsteht.

## Reiz und Reaktion

Bei der Nahrungsaufnahme geht es vornehmlich um das Schmecken der Zunge und des Gaumens. Aber der ganze Verdauungsprozess ist ein innerlicher Wahrnehmungsvorgang. So tasten die Darmzotten den Speisebrei ab. Die Darmdrüsen, insbesondere Leber und Bauchspeicheldrüse schmecken die Speisen und geben danach ihre Sekrete ab.

Auch hier geht es also um das rechte Verhältnis von Reiz (Nahrung) und Reaktion (Schmecken und anschließende Verdauung). Mit der Nahrung wird Materie hereingenommen, die der Organismus wahrnimmt und mit der er sich auseinandersetzen muss. Er ist erblich auf eine Nahrung eingestellt, die unter naturgemäßen Bedingungen gewachsen und gereift ist. Leider werden dem Organismus oft denaturierte Nahrungsmittel reich an Fremdstoffen zugemutet. So führen falsche Reize zu falscher Antwort.

Dies macht verständlich, dass R. Steiner die Krebsgeschwulst als ein *Sinnesorgan an falscher Stelle* bezeichnete[7]. Das heißt, was in der Sinnessphäre berechtigt ist, das Vorherrschen der unlebendigen Materie, schafft im Stoffwechselbereich, wo Lebensorganisation, Seele und Ich die organisch-physische Struktur intensiv durchwirken sollen, den Boden für die Entstehung des Karzinoms. Die fehlgeleitete Bildung einer Art Sinnesorgan wird dadurch provoziert. Durch die Überflutung mit Fremdreizen werden Ich und Seele des Menschen in ihrer Wahrnehmungsfähigkeit irritiert. Sie ziehen sich schließlich mit den erlahmenden Lebenskräften zurück. Die Körperzellen entarten, in dem sie nicht mehr vom Ganzen ergriffen werden.

Zur Vorbeugung aber auch als Therapiebegleitung sollte man solche Belastungen meiden, z.B. einfacher essen, gut schmecken, damit das, was man wahrnimmt, auch tatsächlich verdaut werden kann. Insgesamt heißt es, eine Lebensweise zu entwickeln, bei der man seine Eindrücke genießen, d.h. verarbeiten lernt, wo sich eine innerliche (seelische) Zufriedenheit auch an Kleinigkeiten bilden kann und man nicht von Sensation zu Sensation strebt. Dass unsere Gesellschaft genau dies verlernt hat, zeigt die Zeitbezogenheit der Krankheit Krebs. Muss es erst so weit kommen, dass die Krankheit zu einer anderen Lebensweise zwingt?

---

[7] R. Steiner: Anthroposophische Menschenerkenntnis und Medizin. GA 319, S. 128,197

## 5. Lebensebene und Flüssigkeitsorganismus

### Bedeutung des Flüssigkeitsorganismus

Die Lebensebene wirkt über Flüssigkeiten, die im Menschen wie ein Organismus angesehen werden kann. Dort geschehen alle Stoffumwandlungen. Der Flüssigkeitsorganismus umfasst die Gesamtheit von Zellwasser, extrazellären Flüssigkeiten (außerhalb der Zellen), Wasserbildung und Ausscheidung. Keine Zelle, kein Gewebe, kein Organ, ja selbst die Knochen kommen nicht ohne Flüssigkeit aus. Sie würden austrocknen und alle Funktionen verlieren. Der feste und flüssige Organismus bilden somit eine Einheit: Dies ist der sichtbare, lebendige Körper.

Der Flüssigkeitsorganismus ist in ständiger pulsierender Bewegung. Nicht nur im Herz-Kreislauf-System, in allen Geweben, in Muskeln und Gehirn, bewegt sich das Wasser in rhythmischem Strom. Selbst das Wasser, das in den Zellen gebunden ist, steht in einem ständigem Austausch mit der Umgebung. Dadurch bleibt die Konzentration der Mineralstoffe in der Gewebsflüssigkeit immer konstant.

Für den Krebskranken ist ein gut funktionierender Flüssigkeitsorganismus - das Werkzeug für das Eingreifen der eigenen Lebenskräfte – von großer Bedeutung. Daher richten sich viele Ernährungsempfehlungen auch auf ausreichendes Trinken (s. S. 51, 66) und einen ausgeglichenen Mineralhaushalt. Hierzu ein Beispiel:
Kalium und Natrium finden sich in konstantem Verhältnis im Organismus. Dies ist für die Gesundheit des Menschen von größter Bedeutung. Es sollte aber auch bei der Nahrungswahl bedacht werden, dass ständiger Überkonsum von Kochsalz - heute werden statt empfohlener 5–7 g täglich 12-15 g verzehrt – eine Belastung darstellt. Kochsalz ist vor allem in Fertiggerichten, Produkten wie Räucherwaren, Würsten etc. enthalten. Zu viel Salz gilt als Risikofaktor für Magenkrebs.

Zum anderen wird das Verhältnis Natrium-Kalium durch Verminderung der Kaliumzufuhr verschlechtert wie durch Wegschütten des Kochwassers bei Gemüse. Dadurch fällt der hohe Kochsalzkonsum noch mehr ins Gewicht. So sind geeignete Getränke wichtig, um den

Stoffaustausch zwischen Blut, Gewebsflüssigkeit und Organzellen anzuregen z.B. durch Getreideabkochungen (s. S. 100 f.), Fruchtsäfte, Gemüsesäfte und Brottrunk. Von den Getreidearten wirkt *Reis* am stärksten auf den Flüssigkeitsorganismus. Man verwendet ihn auch zur Ausschwemmung gestauter Flüssigkeit durch Reistage. Dies dient zur Entlastung der Nierentätigkeit.

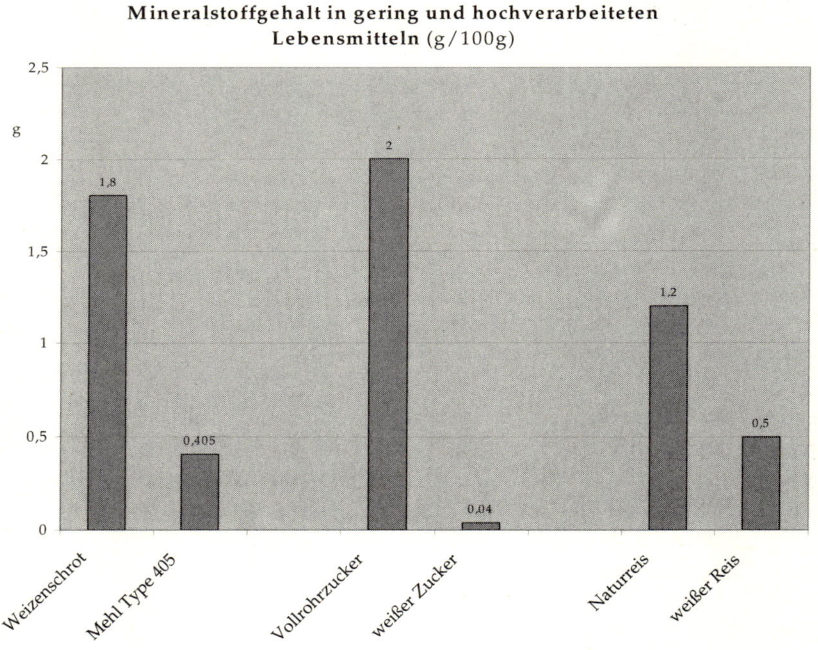


## Belastung von Flüssigkeitshaushalt oder Lebenskräften

Neben unterstützender Maßnahmen gibt es auch belastende für den Flüssigkeitsorganismus. Einige sind ganz deutlich: Zu wenig oder falsches Trinken und zu wenig Mineralstoffe und Spurenelemente in der Nahrung. Letzteres hängt u.a. zusammen mit der starken Verarbeitung einiger Lebensmittel (s. Diagramm).

Darüber hinaus gibt es Nahrungsmittel, die nicht auf den Flüssigkeitshaushalt, sondern auf die dahinterstehenden Kräfte der Lebensorganisation negativ wirken. Dies sind Nahrungspflanzen mit einseitigen Wirkungen. Dazu gehören

- die Nachtschattengewächse (Tomate, Kartoffel)
- Pilze und Algen
- Hormonzusätze in Fleisch

**Die Problematik von Tomate und Kartoffel**

In der anthroposophischen Diätetik werden Nachtschattengewächse wie Tomaten **nicht** bei Tumorerkrankungen (Krebs) eingesetzt. Dies beruht u. a. auf ihren Wachstums- und familientypischen Eigenschaften. Zu den Nachtschattengewächsen gehören die Nahrungspflanzen Tomate, Kartoffel, Paprika, Aubergine und Peperoni. Daneben gibt es noch sehr giftige Nachtschattengewächse wie Tollkirsche, Bilsenkraut und Stechapfel, die teilweise als Heilpflanzen verwendet werden. Während die in warmem Klima wachsenden Paprika, Peperoni und Aubergine kaum Nachtschattengifte enthalten, sind diese in geringen Mengen in der Kartoffel, in grünen Stellen sogar in größerem Maße vorhanden (als Solanin).

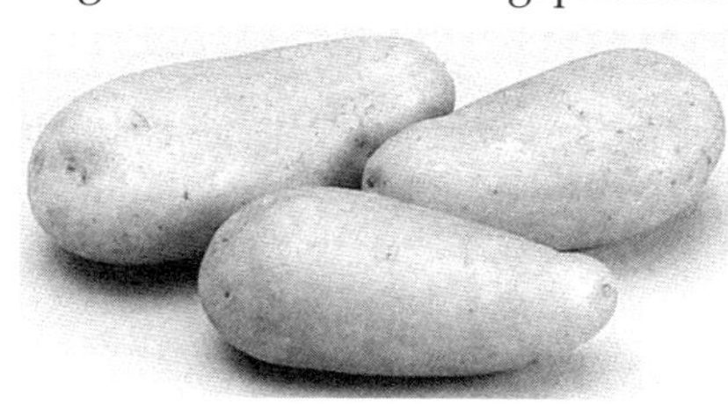

Um die Ablehnung von Tomate und Kartoffel zu verstehen, sollte man darauf achten wie Tomaten und Kartoffeln wachsen, welches Milieu sie bevorzugen und wie sie aufgebaut sind. So wachsen Tomaten am liebsten in unverarbeitetem Dünger oder Kompost, gern auch auf ihren eigenen Krautabfällen, sind also sehr unabhängig gegenüber der Umwelt. Sie sind sehr vital, verdrängen aber andere Pflanzen neben sich durch Ausdünstungen. Ihnen fehlt Aufrichtekraft, man lässt sie entweder am Boden wuchern oder stützt sie durch Pfähle.

Rudolf Steiner weist darauf hin, dass die Tomate die Tendenz zum Herausfallen aus dem Zusammenhang besitzt, also Bereiche des Gesamtorganismus isolieren kann, weil sie sehr auf sich bezogen ist. Beim Karzinom sollte sie deshalb gemieden werden. Sie kann die Tendenz des Tumors gegen den Organismus zu wuchern unterstützen.[8] Dieser Erkenntnisansatz beruht auf einer ganzheitlichen Forschung, die sowohl Aspekte der Pflanzenfamilie, wie auch Spezielles der Artentfaltung einbezieht. Auch neuere Ergebnisse der Bildekräfteforschung stützen diese Ergebnisse.

**Tomaten krebsfördernd oder krebsvorbeugend?**

Nun wird heute aber auch von einer *krebsvorbeugenden Wirkung* der Tomate berichtet. Dies ist sehr verwirrend für den Laien. Diese Aussage beruht auf Forschungen über sekundäre Pflanzenstoffe. Dabei wurden natürliche Farbstoffe der Tomate, die Carotinoide untersucht. Die wichtigste Substanz dieser Stoffklasse ist bei der Tomate das **Lycopin**. Es hat u.a. die Wirkung, dass es vor Zelloxidation schützt, also die Zellen und Gewebe vor Alterung und Abbau bewahrt. Lycopin befindet sich auch im menschlichen Fettgewebe. Ausgehend von der Wirkung des Lycopins wurde die Tomate daher als krebsvorbeugendes Lebensmittel bezeichnet.

Der Ansatzpunkt liegt hier bei einer isolierten **Substanz,** nicht bei der Pflanzenfamilie oder der Art (Tomate). Ein gerade im wissenschaftlichen Interesse stehender Stoff wird aus einer Fülle anderer Stoffe herausgehoben. Andere Stoffe der Tomate z.B. das Alkaloid Tomatin fallen aus der Betrachtungsweise. Das Tomatin wird durchaus als krebserregend verdächtigt und mit jeder Tomate verzehrt. Daher wird empfohlen, Tomaten bei der Krebserkrankung zu meiden. Dies ist nicht so ganz einfach, da die Tomate das meistverbrauchte Gemüse ist. Generell kann man sagen, dass verarbeitete Tomaten wie Ketschup, Mark oder Tomatensoße durch die Wärmebehandlung etwas von ihrer ursprünglichen Wirkung verloren haben, so dass sie weniger bedenklich als die rohen Tomaten sind.

---

[8] R. Steiner: Geisteswissenschaftliche Grundlagen zum Gedeihen der Landwirtschaft. 8. Vortrag Dornach 1984. S. 214-215.

## Kartoffel

Die Kartoffel wächst als Sprossknolle in der Erde, also lichtarm. Wenn sie dem Licht ausgesetzt wird, ergrünt sie und bildet sie das Gift Solanin. Die Krebskrankheit ist eine Lichtmangelkrankheit (s. S. 45). Daher wird empfohlen, die Kartoffel in der Krebsdiät und der Vorsorge *zurückhaltend* zu verzehren. Kartoffelgerichte können sehr gut durch Getreidegerichte ersetzt werden. Getreide zeigt eine besondere Licht- und Luftzugewandtheit und ist daher zu bevorzugen (s. Kap. 7).

## Pilze und Algen

Pilze und Algen sind niedere Pflanzen. Sie gehören in eine frühe Stufe der Erdentwicklung und vermitteln keine Gestaltungsstrukturen wie höhere Pflanzen. Daher fehlen ihnen Aspekte höherer Organismen.

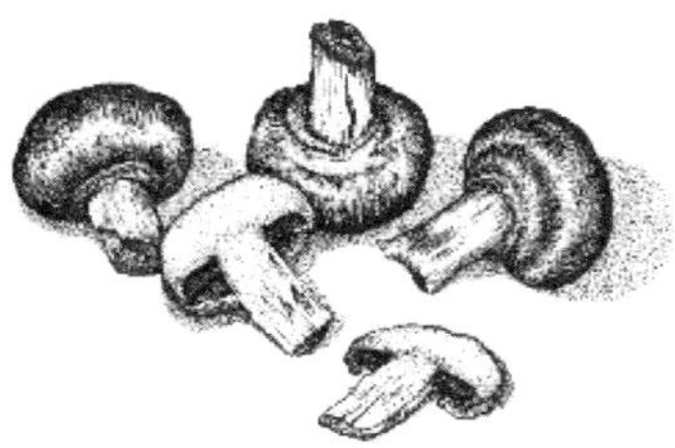

**Pilze** wachsen sehr rasch im Dunklen und sind Saprophyten, d. h. leben auf absterbendem organischen Material. Sie haben kein Chlorophyll. Ihr Eiweiß ist anders aufgebaut als das der anderen Nahrungspflanzen und neigt zu raschem Zerfall (deshalb sollen Pilzgerichte nicht mehrfach erhitzt werden). Ihre geringere Formkraft und der fehlende Bezug zum Licht (vgl. Kap. 7) führt dazu, dass Pilze möglichst nicht verzehrt werden sollen. Dazu gehören Waldpilze wie auch Champignons, aber auch Hefepasten.

**Algen** sind niedere Pflanzen, die im Blattbereich leben und weder Wurzeln, noch Blüte, Frucht oder Stängel bilden. Bei geeigneten Milieubedingungen können sie sich wuchernd vermehren (Algenpest an den Stränden). Sie weisen wenig Formkräfte im Vergleich zu höheren Pflanzen auf, sondern vermehren sich durch Zellteilung. Oft werden Algen wegen ihrer Vitalität empfohlen, gerade diese ist bei einer Krebserkrankung meist im Übermaß bei den Krebszellen vorhanden, es fehlt jedoch an Formung und Integration in einen Organismus. Auch die Algen können diese innere Formen als einfache Organismen nicht. Insofern werden Algenpräparate (z.B. Spirulina) nicht empfohlen für die Ernährung zur Krebsvorbeugung oder Therapieunterstützung trotz ihrer hochwertigen Aminosäuren und ihres vielseitigen Gehalts an Mineralstoffen, Spurenelementen und Vitaminen. Geliermittel aus Algen (z.B. aus Agar Agar oder Carragen) sind damit nicht gemeint.

### Hormonzusätze in Fleisch

Als sehr problematisch wird Fleisch gesehen, welches durch Hormonmast (Wachstumshormone) erzeugt wurde. Diese Aufzuchtmethoden sind zwar in Europa verboten, in den USA aber erlaubt. Ebenso gibt es immer wieder Vorfälle, wo Tiere illegal mit Hormonen (Östrogene) behandelt wurden zur schnelleren Mast. Dies sind verbotene, kriminelle Methoden. Solche Hormone rufen beim Tier ein verstärktes Wachstum hervor. Es ist nicht auszuschließen, das diese Anwendung negativ auf den Menschen wirkt. Daher sollte das Fleisch von Bio-Höfen stammen, wo Herkunft, Fütterung und Tierhaltung nachvollziehbar sind.

### Bioaktive Substanzen in Pflanzen

Von positiver Bedeutung für die Gesundheit des Menschen sind die bioaktiven bzw. sekundären Pflanzenstoffe. Darunter werden in der Pflanze gebildete Substanzen wie Farb- oder Aromastoffe verstanden.
Sie üben eine gesundheitsstärkende Wirkung aus, etliche von ihnen wirken krebsvorbeugend und schützen vor Oxidation. Sie bauen die schädlichen freien Radikale ab. Daher gelten sie als sehr wichtig für eine krebsvorbeugende Ernährung.
Die bioaktiven Subtanzen sind vor allem in Obst und Gemüse enthalten. Deshalb sollen diese Lebensmittelgruppen reichlich in der Nahrung enthalten sein, es wird empfohlen, sie zu jeder Mahlzeit zu sich zu nehmen. Mit der Kampagne „5 am Tag“ soll dies unterstützt werden.
Dabei ergaben neuere Forschungen, dass der Verzehr von Obst und Gemüse eine krebsvorbeugende Wirkung hat, nicht aber die Einnahme von einzelnen bioaktiven Substanzen aus Obst und Gemüse.

Die einzelnen bioaktiven Substanzen sind sehr verschieden in ihrer chemischen Zugehörigkeit wie Farb-, Geruchs- und Seifenstoffe (Saponine) In der Tabelle findet sich eine Übersicht.

| **Substanz** | **Wirkung** |
|---|---|
| **Carotinoide** *(grüne und rote Gemüse)* | krebsvorbeugend, immunanregend, Oxidationsschutz |
| **Saponine** *(Knoblauch, Spinat* | krebsvorbeugend, antimikrobiell, immunanregend, Cholesterin-senkend |
| **Glucosinolate** *(Kreuzblütler)* | krebsvorbeugend, antimikrobiell, Cholesterin-senkend |
| **Polyphenole** *(Radieschen, Kohl, grüne Bohnen)* | krebsvorbeugend, antimikrobiell, immunanregend, Oxidationsschutz, entzündungshemmend, Blutdruck-regulierend, Blutglukose-senkend |
| **Sulfide** *(Knoblauch, Zwiebel)* | wie Polyphenole |

Quelle: B. Watzl, C. Leitzmann: Bioaktive Stoffe in Lebensmitteln. 2. Aufl.1999

## 6. Luft und Atmung

### Atemfunktion und Luftorganismus

Jede normale Zelle atmet und nimmt Sauerstoff auf, um mit seiner Hilfe ihren Stoffwechsel leisten zu können. Wie die Flüssigkeiten durch die Lebensorganisation in einem Flüssigkeitsorganismus zusammenwirken, so wird auch die Luftzufuhr von den Lungen bis in die Zellgewebe durch ein ganzheitliches System bestimmt: den Luftorganismus. In ihm kann das seelische Element tätig werden. Schon die alten Griechen hatten die Vorstellung, dass der Mensch mit der Atemluft Seelenqualitäten, „Pneuma“ in sich aufnimmt. Dieses Seelische, Psychische, die Empfindungsorganisation (s. S.15) wirkt durch die Atmung in jede einzelne Zelle.

### Atmung – Fehlatmung

Unzureichende Atmung ist ein weit verbreitetes Übel unserer Zeit. Vielfältig sind die Ursachen: Durch mangelhafte körperliche Bewegung in frischer Luft gewöhnt sich der Mensch daran, nur oberflächlich Luft zu holen. Auch durch die Luftverunreinigung in den Städten wird die Atmung automatisch verflacht. Manche Menschen halten auch den Atemstrom zu sehr fest durch Hetze und Leistungszwang, oder sie atmen nicht genügend aus, etwa weil eine unbewusste Angst ihre Seele drückt. Andere wiederum atmen einseitig aus, weil sie sich bis zur Erschöpfung verausgaben.

Durch diese verschiedenen Formen der Fehlatmung wird der gesamte Luftorganismus gestört. Das hat eine nachteilige Wirkung auf die Zellatmung. Eine Befreiung und Anregung der Atmung wird durch Bewegung, Entspannung, Muße, künstlerisches Tun erreicht – besonders auf dem Gebiet der Sprache, Musik oder Eurythmie (Bewegungskunst). Auch Atemgymnastik, Ausdauersport (Radfahren, Schwimmen, Wandern, Jogging) können hilfreich sein.

All diese Maßnahmen sind auch heilsam für die Zellatmung und daher ein wesentlicher Bestandteil der Krebsvorsorge.

## Zellatmung und Gärung

Die Atmung der Zellen wurde von D. Warburg erforscht, der dafür 1931 den Nobelpreis erhielt. Danach wird zuerst der Zucker in den Zellen zu Brenztraubensäure abgebaut, um schließlich mit dem aus dem Blut zuströmenden Sauerstoff Energie für den Stoffwechsel zu gewinnen. Dabei helfen Atemfermente mit. Es ist von Bedeutung, dass die Zuckervorräte in der Zelle restlos abgebaut werden. Diese Atmung nennt die Wissenschaft aerob (mit Sauerstoff).

Die Krebszelle ist meist nicht in der Lage normal zu atmen, d.h. genügend Sauerstoff aufzunehmen, da sie zu wenig an Sauerstoff-führenden Blutgefäßen angeschlossen ist oder durch ihr rasches Wachstum zuviel Sauerstoff verbraucht. Daher gewinnt die Krebszelle überwiegend ihre Energie durch Gärung. Diese sogenannte anaerobe Art der Energiegewinnung wird außerhalb des Menschen von einfachen Organismen wie Hefen betrieben oder beim Menschen in Zeiten großer Belastung (starke körperliche Arbeit oder seelischer Stress).[9] Man könnte daher die Krebszelle als ständig im Stress stehend beschreiben. So zielt eine Ernährungstherapie und –vorsorge darauf ab:

- die Zellatmung zu aktivieren
- für eine reichliche Sauerstoffzufuhr zu den Zellen sorgen
- und den Gärungsstoffwechsel zu bremsen

Auch ist zu bedenken, dass durch Teerprodukte (Rauchen), Pestizide und andere karzinogene Stoffe die Funktionen der Atemfermente blockiert werden können (vgl. Kap. 4) und damit die Zellen zur Gärung zwingen, was dann eine Krebsentstehung begünstigt.

## Stärkung der Atemfermente durch Ernährung

Eine spezielle Nahrung sind die **roten Farbstoffe** (Anthocyane), die durch aktive Sauerstoffgruppen ausgezeichnet sind. Sie können durch

---

[9] Ernährung bei Krebs. Deutsche Krebshilfe e.V. (Hrsg.) Nr. 33 „Die blauen Ratgeber" 9/2003 S. 13 f.

Heidelbeeren, schwarze Johannisbeeren, Kirschen, Pflaumen oder rote Weintrauben sowie Säfte daraus zugeführt werden.

Auch mit der Roten Bete wurden Erfolge erzielt, wenn sie kurmäßig täglich als ½ l Saft gegeben wurde, wobei man aber auf nitratarme Säfte achten muss. Wer es verträgt, kann die Rote Bete auch als Gemüse oder roh gerieben als Salat (s. Rezepte) zu sich nehmen.

Ferner ist eine gute Versorgung mit dem **Vitamin B2** (Riboflavin) wichtig, das auch als Atemferment bezeichnet wird.

**Vitamin B2–reiche Lebensmittel**

| **Lebensmittel** (100 g) | **Vitamin B2** (mg) |
|---|---|
| Weizenkeime | 0,72 |
| Camembert (30 % Fett i.Tr.) | 0,67 |
| Seelachs | 0,35 |
| Emmentaler-Käse (45 Fett i. Tr.) | 0,30 |
| Milch | 0,18 |
| Blumenkohl | 0,11 |

*Tagesbedarf an Vitamin B 2: 1,5 mg (Männer), 1,2 mg (Frauen)*
Quelle: Die große GU-Nährwerttabelle 2004/05 Stuttgart

Zur Anregung der Zellatmung wird auch eine Nahrung empfohlen, die reichlich **ungesättigte Fettsäuren** wie Linol- und Linolensäure enthält. Diese essentiellen (unentbehrlichen) Fettsäuren werden als Omega-3-Fettsäuren wie $\alpha$-Linolensäure oder als Omega-6-Fettsäuren wie Linolsäure oder $\gamma$-Linolensäure bezeichnet.

Sie weisen Doppelbindungen auf, die sie mit Sauerstoff absättigen können. Zusammen mit ihnen sollen die einfach ungesättigten Fettsäuren (besonders Ölsäure) wie in Oliven- oder Rapsöl aufgenommen werden.

Günstig ist die Kombination Öl mit Quark, die der Organismus leicht verwerten kann. Besonders das alte schlesische Gericht „Quark mit Leinöl" wird positiv erwähnt.[10]

**Gehalt an ungesättigten Fettsäuren und Vitamin E**

| **Lebensmittel** (100g) | **EUFS** (g) | **MUFS** (g) | **Vitamin E** (mg) |
|---|---|---|---|
| Olivenöl | 70,6 | 8,9 | 13,2 |
| Rapsöl | 58,2 | 31,5 | 30 |
| Maiskeimöl | 26,3 | 56 | 31,1 |
| Sonnenblumenöl | 20,4 | 63 | 50,0 |
| Leinöl | 18,2 | 68 | 5,2 |

*Tagesbedarf an Vitamin E: 15 mg(Männer), 12 mg (Frauen)* EUFS = einfach ungesättigte Fettsäuren, MUFS = mehrfach ungesättigte Fettsäuren (Linolsäure, Linolensäure)
Quelle: Die große GU-Nährwerttabelle 2004/05 Stuttgart

Ferner werden **grüne Blattsalate** und **-gemüse** empfohlen, da dort die Pflanze am intensivsten atmet und ihre primären Substanzen bildet. Sie regen den Menschen zu ähnlichen Prozessen an.

Bei der Zellteilung wirken auch Mineralstoffe und Spurenelemente wie **Eisen** und **Magnesium** mit. Auf ihre regelmäßige Zufuhr ist zu achten (z.B. Vollkorngerichte, -brot, Ölsaaten). Dabei weisen magnesiumreiche Lebensmittel meist auch einen guten Eisengehalt auf (s. Tabelle).

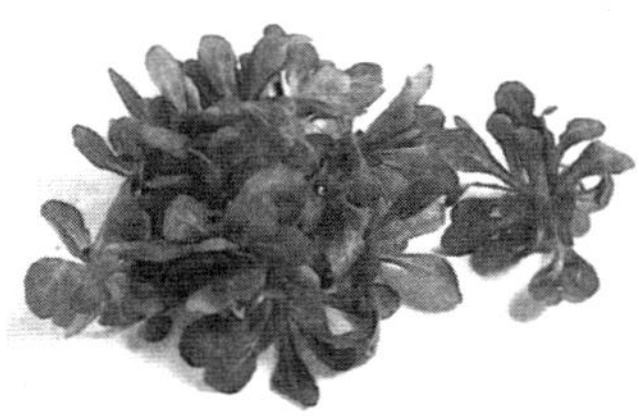

*Eisen* ist in vielen Wildgemüsen in großer Menge enthalten. Von den Getreidearten zeichnen sich vor allem Hafer und Hirse wie auch die getreideähnlichen Samen Quinoa und Amaranth durch hohen Eisengehalt aus. Obst wird als Eisenquelle oft überschätzt. Bei Ölsaaten wie Sonnenblumenkernen oder Gewürzen wie Petersilie muss man die tatsächliche Verzehrsmenge bedenken.

---

[10] Johanna Budwig: Öl-Eiweiß-Kost. 4. Aufl. Kernen 2000

**Magnesium- und eisenreiche Lebensmittel**

| **Lebensmittel** (100g) | **Magnesium** (mg) | **Eisen** (mg) |
|---|---|---|
| Sonnenblumenkerne | 420 | 6,3 |
| Sesam | 347 | 10,0 |
| Amaranth | 308 | 9,0 |
| Weizenkeime | 285 | 8,5 |
| Hafer | 135 | 5,8 |
| Linsen | 129 | 8,0 |
| Hirse | 123 | 6,9 |
| Vollreis | 119 | 3,2 |
| Spinat | 58 | 4,1 |
| Aprikosen, getr. | 50 | 4,4 |
| Fenchel | 49 | 2,7 |
| Feldsalat | 13 | 2,0 |

*Tagesbedarf an Magnesium: 400 mg (Männer) 300 mg (Frauen)*
*an Eisen: 10 mg (Männer) 15 mg (Frauen)*
Quelle: Die große GU-Nährwerttabelle 2004/05 Stuttgart

**Heilwirkung der Milchsäure**

Besonders zu erwähnen sind **milchsauer vergorene** Gemüse (z.B. Sauerkraut), Kwass und Säfte. Diese Kostform ist durch Kuhl in die Therapie des Karzinoms eingeführt worden.[11] Sie wirkt zunächst im Stoffwechsel, scheint unspezifisch zu sein und lediglich die Verdauungsprozesse anzuregen oder zu regulieren.
Beim normalen Stoffwechsel der Zellen wird zur Verbrennung des Zuckers Sauerstoff zugeführt. Dies erfolgt durch Tätigkeit des Luftorganismus, der zum einen die Versorgung der Zellen sicherstellt und damit eine Vergärung verhindert. Treten aber Gärprozesse auf, so bildet sich Milchsäure. Dies ist im gesunden menschlichen Stoffwechsel wie erwähnt bei Belastung möglich. Durch die Zufuhr von Milchsäure *mit der Nahrung* werden nun aber nicht Gärprozesse verstärkt, sondern der Organismus wird angeregt, die Milchsäure weiter zu veratmen und die normale Zellatmung zu verstärken.

---

[11] Johannes Kuhl: Schach dem Krebs. 20. Aufl. Humata Verlag o. J.

## Wirkung von gekeimten Lebensmitteln

Ähnlich ist die Wirkung einer Kur mit Keimlingen zu verstehen. Im Keimling bildet sich während der Keimung viel Milchsäure. Im feuchtdunklen Milieu der Erde, ohne Licht und Luft, „vergärt" die Pflanze die Nährsubstanzen des Samens. Dabei fällt die erste Zeile des Tischspruches von R. Steiner ein: „Es keimen die Pflanzen in der Erde Nacht". In der zweiten Zeile heißt es dann „es sprossen die Kräuter durch der Luft Gewalt": jetzt kommt die Luft, der Sauerstoff hinzu, die Gärung wird durch Atmung abgelöst. Dasjenige aber, was die Pflanze bei der Keimung veranlagt hat, kann heilsam auf die gestörte Zellatmung wirken. Hierzu kann man Samen von Getreide, Linsen oder Kresse keimen lassen. Es gibt auch Saft von gekeimtem Weizen (Weizengrassaft) im Naturkosthandel zu kaufen[12] oder man bereitet ihn selber zu.

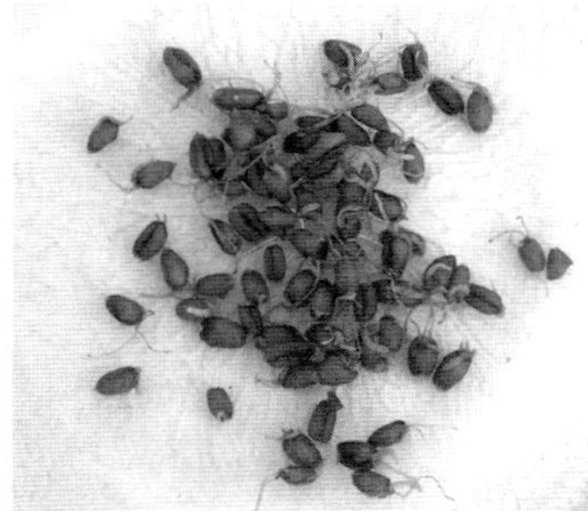

## Gärwirkung der leichtverdaulichen Kohlenhydrate

Anderes löst der wiederholte und häufige Genuss von Zucker und Weißmehl aus. Eine schlecht atmende Zelle kann große Zuckermengen nicht bewältigen und geht in Gärung über – ein Risikofaktor für eine karzinogene Entartung (s. S. Kap. 3 ). Bei komplexen Kohlenhydraten wie Vollkornerzeugnissen findet ein langsamerer Abbau zum Zucker (Glukose) statt, so dass es nicht zu der Überflutung der Zellen mit Zucker kommt. Daher sind solche Kohlenhydrate zu bevorzugen.

[12] „Goldkeimlinge" zu beziehen: OWISAN Biotechnische Entwicklungen und Vertrieb OHG Innovationszentrum Mömpelgarder Weg 10 72072 Tübingen

## 7. Bedeutung des Lichtes

### Der Lichtstoffwechsel des Menschen

Das Licht ist mit dem Element der Luft verbunden. Die Luft wird vom Licht durchleuchtet. Im Licht sind Gestaltungs- und Formprinzipien veranlagt wie man z.B. aus der Botanik weiß, wo die Schattenpflanze nicht so gestaltet ist wie die Sonnenpflanze derselben Art. Das Licht strömt in den Menschen ein durch die Sinne (Augen, Haut etc.), aber auch durch die Nahrung. Es wurde beobachtet, dass durch Lichteinfall zahlreiche Lebensvorgänge angeregt werden wie der Wasserhaushalt, der Eiweiß-, Fett- und Zuckerstoffwechsel, die Blutbildung, der Kreislauf, die Schilddrüsen- und Nebennierenrindenfunktion. Darüber hinaus ist der Einfluss des Lichtes auf die menschliche Psyche allgemein bekannt z.B. in der winterlichen Depression (dunkle Monate) oder im Sinne der Aufhellung der Psyche in den sonnenreichen Monaten.

Die *innere* Natur des Lichtorganismus ist vom Menschen erlebbar – wenn er die *äußere* Sehkraft ausschaltet. Ein Blinder, Jacques Lusseyran, hatte diese Fähigkeit in einzigartiger Weise. Er spürte das Pflanzenleben und hatte deutliche Empfindungen von Bäumen, an denen er vorüberging, ja sogar von der Gestaltung der Landschaft. Auch charakterliche und seelische Ausstrahlungen von Menschen nahm er wahr. Diese Fähigkeit erlosch, wenn Missmut, Antipathie oder Ungeduld seine Seele verdüsterten.[13]

So weist der innere Lichtstoffwechsel zwei Seiten auf:

- das seelische Licht
- das Licht, das durch Sinne und Nahrung in den Menschen einströmt

Der äußere Lichteinfall aktiviert eine innere Tätigkeit. Sie führt zur Bildung eines eigenen, „inneren" Lichtes. Das ist der gleiche Vorgang wie bei Ernährungsprozessen, wo im Körper fremde Lebensmittel abgebaut und körpereigene Substanz aufgebaut wird. Im gleichen Sinne

---

[13] J. Lusseyran: Das wiedergefundene Licht. 12. Aufl. München 2002 dtv

wird auch das „fremde" Licht abgebaut, „ausgelöscht". Eine innere Kraft tritt in Aktion und dadurch kommen die beschriebenen Funktionen in Gang.

## Lichtorganismus und Krebsvorsorge

Da die Krebszelle nicht atmet, schließt sie sich auch vom Lichtstoffwechsel aus: Sie liegt im Finstern. Eine solche Störung entwickelt sich über Jahre hinweg. Es erscheint also notwendig, den Lichtstoffwechsel anzuregen[14]. Dies kann auf dreifache Weise erreicht werden:

- durch Aufnahme von natürlichem Licht durch die Sinne
- durch schöne, „lichte" Erlebnisse
- durch eine Nahrung mit hoher Lichtqualität

Auf die Aufnahme von natürlichem Licht ist oben schon hingewiesen worden. Zu den „lichten" Erlebnissen sei eine Beobachtung Rudolf Steiners erwähnt. Er schildert vom Lichtorganismus, dass durch geistig-seelische Impulse im Organismus „Lichtkeime" aufleuchten: „Dadurch, dass der Mensch sich begeistern kann für moralische Ideale, trägt er eine innere Lichtquelle in sich"[15] („Mir geht ein Licht auf").

## Lichtqualität der Nahrung

Von fast allen organischen Abläufen gehen auch Lichtwirkungen aus. Das wird von der Biophotonenforschung untersucht. Man stellte fest, dass jede normale Zellteilung mit einer feinen Lichtstrahlung einhergeht, die „mitochondrische Strahlung" genannt wird, weil sie mit den für die Zellteilung wichtigen Mitochondrien zu tun hat. Aber auch Organbereiche wie das Nervensystem strahlen, ohne dass sich deren Zellen teilen und vermehren. Sogar das strömende Blut sendet Strahlen aus. Die Lichtmenge, die von Pflanzen ausgestrahlt wird, lässt sich auch messen. Dabei wurden Unterschiede von Produkten im konven-

---

[14] K. Zupic: Krebs als Lichtstoffwechselstörung. Verein für Krebsforschung. Arlesheim 2. Aufl. 1991

[15] Rudolf Steiner: Vortrag 18.12.20 GA 202, Heileurythmiekurs

tionellen und ökologischem Anbau festgestellt (Popp, Gurwitsch nach Zupic).[16]

Die Verarmung der Flora mit Wiesenblumen, das Fehlen von bunten Faltern, der Rückzug von manchen Vogelarten aus unseren Breiten kann als Rückgang von Lichtkräften gedeutet werden. Auch die Bewirtschaftung der Böden mit Mineraldünger, mit Monokulturen und der Einsatz von Giften (Bioziden) schwächt die Lichtaufnahmemöglichkeit des Bodens. Eine sachgemäße Pflege der Umwelt mit ökologischer Bearbeitung des Bodens ist erforderlich, um die Situation zu verbessern. Die biologisch-dynamische Wirtschaftsweise setzt hier ein Kieselpräparat ein, das in der Vegetationsperiode auf die grünen Blätter gespritzt wird. Es erhöht die Lichtqualität der Produkte, denn Kiesel (Siliziumdioxid) hat die Eigenschaft, die Lebewesen für das Licht aufzuschließen. Auch in der menschlichen Haut und in den Sinnesorganen wird eine zwar sehr geringe, aber feinverteilte Einlagerung von Kiesel gefunden.

Die von den Nahrungspflanzen gebundenen Lichtkräfte werden bei der Verdauungstätigkeit des Menschen frei, daher sendet besonders der Dünndarm Lichtstrahlen aus. Dieses freiwerdende Licht muss – wie erwähnt - vom Menschen verwandelt werden, denn es ist zunächst auf die Eigenart der entsprechenden Pflanze eingestellt. Diese regt jedoch Lichtbildeprozesse im Menschen an, deren Intensität von der Lichtqualität der Nahrung abhängt – sie ist sozusagen der Impulsgeber. Für den Krebskranken, dessen Zellgewebe einer erhöhten Tätigkeit des Lichtorganismus bedarf, ist eine Ernährung mit lichtintensiven Nahrungsmitteln von Bedeutung wie

- kieselreiches Getreide
- grünes Blattgemüse
- Früchte wie Äpfel
- Gewürzkräuter mit ihren ätherischen Ölen
- farbiges Gemüse wie Möhren, Rote Bete
- Speiseöle mit ungesättigten Fettsäuren

---

[16] Fritz-Albert Popp: Die Botschaft der Nahrung. Unsere Lebensmittel in neuer Sicht. Frankfurt 1993

Zu meiden sind dagegen lichtarme Lebensmittel wie Pilze (s. S. 35) oder auch die Kartoffel.

**Die besondere Aufgabe des Kiesels**

Der Kiesel (Siliziumdioxid) ist ein Spurenelement, dessen Bedeutung noch zu wenig bekannt ist. Er wirkt nicht in größeren Mengen, sondern quasi in „homöopathischer" Verdünnung. Der menschliche Organismus enthält nur etwa 1 g Kieselsäure, das meiste davon in der Haut, so dass man von einem „Kieselmantel" sprechen könnte. Die Sinnesorgane sind ebenfalls vom Kiesel geprägt, insbesondere das Auge. Kiesel hilft, dass der Körper seine Form bilden kann. Beim Karzinom ist die Formgebung gestört, so dass eine Anregung der Kieselwirkung sinnvoll ist.

Kieselreiche bzw. die Kieselwirkung fördernde Lebensmittel sind:

- die Getreide, vor allem Hafer, Gerste, Hirse
- Honig. Er wird von den Bienen in den sechseckigen Waben erzeugt (dies ist ein Lichtsymbol), wobei er eine starke Formbildekraft erfährt. Es genügt eine kleine Menge von nicht mehr als zweimal täglich ½ Teelöffel.
- Rohkost stützt Gestaltungen im Organismus. Dies gilt besonders für Früchte wie Äpfel.

## 8. Bedeutung der Wärme

### Der Wärmeorganismus des Menschen

Wie Licht, Luft und Flüssigkeit ist auch die Wärme im menschlichen Organismus in ständiger Bewegung. Dieser „Wärmestrom" ist durchgestaltet, differenziert, begrenzt durch ein höheres, geistiges Prinzip wie die Flüssigkeit durch die Lebensorganisation, Luft und Licht durch die Empfindungsorganisation. Die Wärme wird vom Ich des Menschen beherrscht und zu einem Wärmeorganismus geformt. Dadurch kann das Ich des Menschen im Körper tätig sein.

Die Wärmetätigkeit wird angefacht durch

- Begeisterung für moralische Ziele, Ideale wie Freiheit, Güte oder Wahrheit.
- physische Bewegung (Muskeltätigkeit, Sport)
- Ernährung und Verdauung (z.B. spezifisch dynamische Wirkung)

Das Reaktionsvermögen des Wärmeorganismus ist beim Krebskranken geschwächt (s. Kasten). Dem Ich fehlt also die Möglichkeit, den Organismus aktiv zu durchdringen. Den Krebszellen gelingt es, sich auszusondern. Sie wuchern auf eigene Faust, ohne Rücksicht auf die Ganzheit.

Ist der Tumor bereits manifest, so können Überwärmungsbäder (Lampert) Wärmereaktionen im Organismus anregen. Auch Injektionen mit Mistelpräparaten bewirken Temperatursteigerungen. Es bildet sich um den Tumor herum ein „Wärmemantel", der eine Rückbildung einleiten oder ein weiteres Wachstum verhindern kann.

> Eine Schwäche des Wärmeorganismus zeigt sich darin, dass der Mensch bei Infekten oder Erkältungen kaum mit Fieber reagiert. Daher ist im Sinne einer Krebsvorbeugung schon im Kindes- und Jugendalter die Aktionsfähigkeit des Wärmeorganismus zu fördern.
> Akute fieberhafte Erkrankungen sollten mit natürlichen Mitteln behandelt werden, Antibiotika nur im Notfall gegeben werden, für die Wärmeregulation der Haut ist eine atmungsdurchlässige Kleidung zu bevorzugen.

**Wirkung der Ernährung**

Auch durch Ernährung ist es möglich, den Wärmeorganismus anzuregen. Das ist von großer Bedeutung für die Krebsprophylaxe und Grundlage für jede Therapie eines manifesten Tumors.

Wärme ist eine Qualität des Lebens. Kein Leben ohne Wärme. Im ewigen Schnee und Eis an den Polen der Erde kann sich kaum Leben entfalten. Die Wärme tritt im Bereich des Lebendigen als eine der ätherischen Bildekräfte auf. Sie unterstützt das Wachstum und vor allem die Reifung.

Damit die Wärmekräfte in richtiger Weise in den Pflanzen wirken können, müssen sie in harmonischem Verhältnis zu den anderen Kräften des Lebendigen, denen des flüssigen, luftigen und festen Elementes stehen. Intensive Mineraldüngung führt zu kompakter Substanzbildung und lässt die Pflanzen nicht richtig ausreifen. Dadurch leidet die Wärmequalität des Produktes.

Bei der Verdauung im Menschen werden die Wärmekräfte frei und regen die Wärmeprozesse an. Insofern ist es gerade bei der Krebserkrankung wichtig, dass Lebensmittel gegessen werden, die eine dynamische Wärmequalität mit sich bringen. Es ist eine innere Wärmequalität gemeint. Sie ist empfindlich und kann durch unsachgemäßes Erhitzen zerstört werden. In diesem Sinne kann eine ausgereifte Rohkost zuweilen eine höhere Wärmequalität als gegarte Kost aufweisen. Sie vermag den Körper anzuregen, mehr Eigenwärme zu produzieren.

Auf der anderen Seite kann der Wärmeorganismus des Menschen durch *eisgekühlte Getränke* sowie Speisen irritiert und überfordert werden.

Wie steht es mit Produkten der *Tiefkühlung*? Ist nicht anzunehmen, dass die tiefen Temperaturen die Wärmekräfte verändern, wodurch subtile Prozesse im Menschen gestört werden könnten? Der gesunde Mensch kann dies sicher überwinden, aber wie steht es mit einem geschwächten Organismus? (s. S.24)

## Spezielle Lebensmittel und Wärmeorganismus

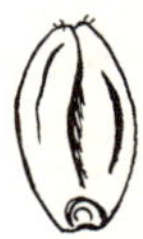

Eine enge Beziehung zum menschlichen Wärmeorganismus haben die *Körnerfrüchte* als sonnengereifte Lebensmittel. Besonders Hirse, auch Hafer fachen die innere Wärmebildung an.

Die *Fette* haben die Aufgabe die Wärme im menschlichen Organismus zu erzeugen. Dazu eignen sich vor allem Öle mit ungesättigten Fettsäuren (s. S. 40 f.), die stoffwechselaktiv sind. Schwere tierische Fette (Schmalz, Talg, fettes Fleisch) sind dagegen zu meiden.

Unter den einheimischen *Gewürzen* durchwärmen besonders die Lippenblütler wie Basilikum, Majoran, Rosmarin, Thymian. Auch die Doldenblütler gehören zu den Wärmeträgern wie Dill, Kümmel, Fenchel. Dies drückt sich darin aus, dass sie in den Samen Öle bilden. Hinzu kommen die Gewürze aus tropischen Ländern wie Ingwer, Cayennepfeffer oder Muskat.

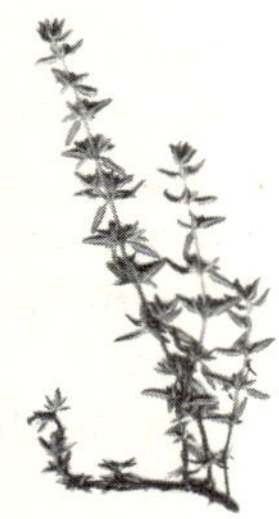

*Thymian*

Ebenso fördern einige *Getränke* die Wärmebildung wie Lindenblüten- oder Holunderblütentee oder warmer Holundersaft (Fliederbeersaft).

Die Wärmequalität der Pflanzen erreicht ihre volle *Ausreifung* in Früchten und Samen. In sonnengereiftem Obst bildet sich eine Vielzahl von Aromastoffen als Ausdruck der Wärmewirkung. Reife ist Vorbedingung für gute Wärmequalität. Leider wird vieles Obst aus Transportgründen heute unreif geerntet.

Ebenfalls sollen hier noch die *Blockaden* für einen lebendig fließenden Wärmestrom genannt werden. Dies sind Fremdstoffe, die den Stoffwechsel behindern und „Kälteherde“ bilden können. Man sollte daher auf eine Nahrung in ökologischer Qualität achten, die frei von unerwünschten Stoffen ist. Eine sorgsam gewählte Nahrung sollte den Wärmeorganismus des Menschen anregen und funktionsfähig erhalten.

## Leber und Krebsvorsorge

Eine Sonderstellung nimmt die Leber als zentrales Stoffwechselorgan ein. Sie hat die Aufgabe, Gifte abzubauen und zur Ausscheidung zu bringen. Darum sollte sie durch eine entsprechende Ernährung gestützt werden.

- Vermeiden schwer verdaulicher Speisen wie in Fett Gebratenes.
- Vermeiden von sehr kalten Speisen und Getränken.
- Jeglicher **Alkohol** schädigt die Leberfunktion.
  Alkohol ist ein Bestandteil von Getränken (Bier, Wein, Likör, Spirituosen) oder Süßigkeiten (alkoholhaltige Pralinen). Er entsteht flüchtig im Organismus bei bestimmten Stoffwechselvorgängen. Problematisch ist die Zufuhr von außen. Alkohol kann einerseits die Schleimhäute reizen, die bei chronischem Konsum zu Tumoren führen, zum anderen wirkt er immunschwächend und vermindert damit die vom kranken Menschen so dringend benötigte Selbstheilungskraft. Die Belastung der Leber durch Alkohol führt über entzündliche Veränderungen zur Fettleber, schließlich zur Zirrhose, einer Präcancerose. Mit den Veränderungen der Leber wird auch ihre Funktion eingeschränkt.
  Auf das Zentralnerven-System wirkt Alkohol anfangs lähmend, bei chronischem Gebrauch führt er zu beschleunigtem Abbau von Nervenzellen.
  Die in letzter Zeit genannten günstigen Wirkungen von Rotwein auf das Herz-Kreislauf-System müssen wegen des Alkoholgehaltes kritisch gesehen werden. Sie werden den antioxidativen Substanzen zugeschrieben und nicht dem Alkohol. Daher führt auch unvergorener Traubensaft zu den positiven Wirkungen und ist vorzuziehen (s. S. 27)
- Da die Leber das Durstgefühl regelt („der hat eine durstige Leber"), soll mindestens 1.5 bis 2 l täglich getrunken werden, um die Leber in ihrer Entgiftungs- und Ausscheidungsarbeit zu unterstützen. Hierfür geeignet sind Kräutertees wie Johanniskraut, Wermut oder Schafgarbe.
- Zur Unterstützung des *Kohlenhydratstoffwechsels* der Leber wird Vollkorngetreide empfohlen, das sorgsam zubereitet und ausgequollen sein muss. Weißmehlprodukte oder Zucker sind wegzu-

lassen. Früchte müssen gut ausgereift sein. Sie sind morgens besser als abends verträglich. Bei Leberschwäche sollte man sie dünsten. Auch Trockenfrüchte wie besonders die leberfreundlichen Aprikosen sind eingeweicht zu empfehlen.

- Der *Eiweißbedarf* wird durch Getreide kombiniert mit Sauermilchprodukten gut gedeckt.
- Mit *Fetten* sollte man sorgsam umgehen, zum Brot die Butter nicht zu dick auftragen, zu den Speisen kaltgepresste Öle bevorzugen und diese stets *nach* dem Kochen zusetzen.
- *Mineralstoffe und Spurenelemente,* die für den Leberstoffwechsel unentbehrlich sind, liefern Gemüse und Salate, vor allem aber auch die Getreide und die Ölsaaten.
- Bei der Zubereitung aller Speisen besonders aber der vegetarischen und Getreidegerichte sind *Gewürze* von hohem Wert. Sie müssen bewusst geschmeckt werden. Schluckt man die gewürzten Speisen gedankenlos herunter, tritt wenig Effekt auf.

So ist die Leber schnell „gekränkt", sie wehrt sich gegen das, was ihr nicht schmeckt und was wir achtlos bei der Nahrungsaufnahme passieren lassen. Daher hilft es, wenn wir den Geschmack im Munde richtig auskosten, die Speisen wahrhaft erschmecken. Allmählich wächst der Nahrungsinstinkt. Belastend ist ein unaufmerksames, hastiges Essen.

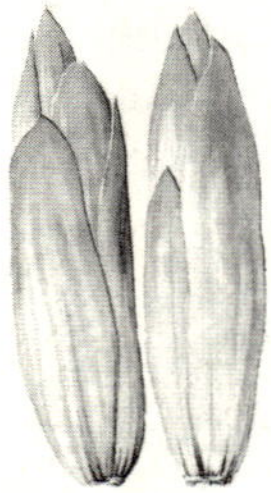

Angeregt wird die Leber durch bitteren Geschmack wie Chicorée, Radicchio, Löwenzahn oder bittere Gewürze wie Beifuss, Wermut, Wegwarte, Salbei oder Schafgarbe. Auch empfiehlt es sich, eine Tasse Gemüsebrühe oder Bittertee vor dem Essen zu trinken, das bringt die Leberfunktion in Gang. Ebenso helfen auch die im vorigen Kapitel genannten Dolden- und Lippenblütler wie auch Ingwer und Kurkuma.

## 9. Rhythmische Ordnungen

In den rhythmischen Prozessen liegen entscheidende Kräfte, um die Organbereiche in die Ordnung der Ganzheit wieder einzufügen. Deshalb ist die Kenntnis von Organrhythmen und eine rhythmische Lebensweise von entscheidender Bedeutung für den Krebskranken und die Krebsvorsorge.

Im menschlichen Organismus finden sich verschiedene rhythmische Impulse. Der Leberrhythmus ist gebunden an den Sonnenrhythmus, ebenso wie Temperaturkurve, Blutzuckerspiegel und Blutdruckwellen. Die Blutflüssigkeit strömt mit den Pulsationen des Herzens, in der Ein- und Ausatmung erleben wir die Bewegung des Luftorganismus. Diese Rhythmen sind zu einem gewissen Grad im Menschen individualisiert, jedoch darüber hinaus angeschlossen an kosmische Ordnungen (z.B. Mondenrhythmus, Sonnenrhythmus von Tag und Nacht sowie von den Jahreszeiten). Die einzelnen Rhythmen im Organismus stehen miteinander in Beziehung. In der rhythmischen Mitte sind Puls- und Atemfrequenz aufeinander abgestimmt im sogenannten Puls-Atem-Quotienten. Dieser weist Werte um 4 : 1 (vier Pulsschläge auf einen Atemzug) in Zeiten der Ruhe auf, im Wachen und bei Störungen des Organismus finden sich Abweichungen von 8 : 1 bis 3 : 1. Auch die Ernährungsweise hat hierauf Einfluss.

Daher ist es zur Verhütung der Krankheit von Bedeutung, alle rhythmischen Prozesse zu aktivieren. Dann besteht die Aussicht, die Zellen in der Ordnung der Ganzheit zu halten.

Im Bereich der Ernährung wirken Nahrungspflanzen, die im Einklang mit kosmischen Rhythmen angebaut werden, günstig auf die rhythmischen Prozesse im Menschen. Dies betrifft Saat, Pflanzung, Bodenbearbeitung und Ernte. Andererseits kann eine mineralische Düngung die Pflanzen so „fest" werden lassen, dass sie weniger auf die kosmischen Rhythmen reagieren und daher den Menschen nicht so ansprechen wie die biologisch-dynamischen Produkte, die durch die besondere Anbaumethode kosmischen Einflüssen geöffnet sind.

## Aufgabe der Milz

Das menschliche Organ, das die Rhythmen der Nahrungsaufnahme und Nahrungsmittel zunächst auffängt und sie dann in den Eigenrhythmus der menschlichen Lebensorganisation überführt, ist die Milz. Sie setzt sich nach der Nahrungsaufnahme mit dem inneren Rhythmus der Nahrungsmittel auseinander und gleicht ihn bis zu einem gewissen Grad dem individuellen Rhythmus des Blutsystems an. Dabei vergrößert sich die Milz und schwillt erst nach Stunden wieder ab.

Sie hat auch die Aufgabe, Unregelmäßigkeiten bei der zeitlichen Aufnahme der Mahlzeiten auszugleichen. Durch die Unsitte, regellos ständig etwas zu essen, wird sie überfordert und damit das ganze rhythmische System des Menschen belastet. Dagegen stärkt es die Milz, wenn die Mahlzeiten in regelmäßiger Folge eingenommen werden.

## Leberrhythmus

Die Einbeziehung des Leberrhythmus für die Mahlzeitengestaltung und Nahrungsmittelauswahl erscheint wichtig. Es können zwei Phasen des Leberrhythmus unterschieden werden, die sich in regelmäßigem Wechsel ablösen.

- sekretorische Phase mit Abgabe von Verdauungssäften ( - - - )
- aufbauende Phase mit Bildung des Glykogens (—)

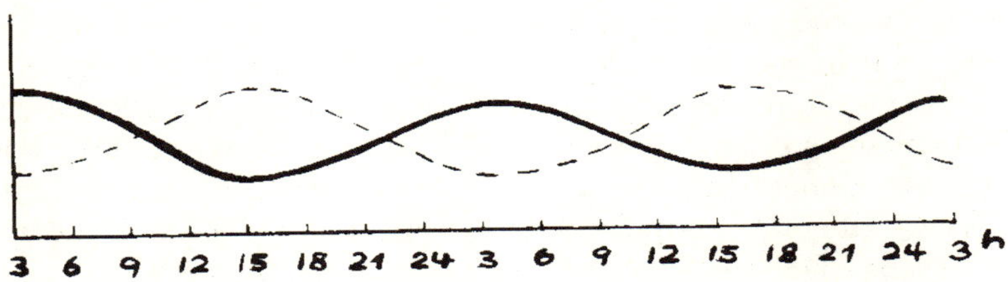


Leberrhythmus

Die erste Phase hat ihren Höhepunkt um 15 Uhr nachmittags, die zweite um 3 Uhr nachts. Demnach sollte man im ersten Teil des Tages Nahrungsmittel bevorzugen, die den Einsatz von Verdauungssekreten erfordern: Fette, Eiweiße, komplexe Kohlenhydrate wie kräftige Kost. Der Volksmund sagt es: Esse morgens wie ein König, mittags wie ein Edelmann, abends wie ein Bettelmann. Ganz bettelarm braucht es am Abend nicht zuzugehen, denn zu dieser Zeit, können vorwiegend kohlenhydratreiche, zum Süßen tendierende Speisen verzehrt werden. Damit unterstützt man den natürlichen Leberrhythmus.

## Atmung

Für einen Ausgleich der Rhythmen zwischen dem Bauch- und Brustraum sorgt das Zwerchfell. Es bewegt sich im Zuge der Atmung und berührt mit diesem Rhythmus die Darmbewegung. Das lässt sich therapeutisch nutzen für eine leichte Darmmassage mit Anpassung an die Zwerchfellbewegung. Da viele Menschen zu hoch und flach atmen, ist ihr Zwerchfell weitgehend erschlafft oder verkrampft, so fehlen die rhythmischen Impulse für den Darm. Störungen der Darmbewegung mit unzureichender Resorptionsfähigkeit und Verstopfung ist die Folge.

## Jahreszeitenrhythmus

Zu den großen kosmischen Rhythmen gehören auch die Wechsel der Jahreszeiten. Wie sich die Natur im Jahreslauf wandelt, so ist auch der menschliche Organismus in der gemäßigten Zone, in der wir leben, auf den Rhythmus von Frühling, Sommer, Herbst und Winter gestimmt. Dies erfordert auch eine Ausrichtung der Nahrungsmittel, die sich aus dem ergibt, was jahreszeitlich reif ist.

### *Frühling*

Auf den gesundheitlichen Aspekt des Frühlings weist schon der Name „Februar“: Fieber, Reinigung. Der Mensch ist aufgerufen, rechtzeitig in seinem Organismus „Frühjahrsputz“ zu machen. Dem trägt der Brauch der Fastenzeit Rechnung. Es braucht keine radikale Fastenkur zu sein. Man reduziert die Eiweiß- und Fettmenge, Fleischesser lassen ihr Fleisch und auch die Fische fort. Dafür gibt es reichlich Rohkost – für einige Tage ausschließlich – zusammen mit Sauermilchprodukten (Joghurt, Dickmilch etc.). Gut geeignet zur Reinigung in Form eines „Durchschwefelns" sind Zwiebeln, Knoblauch und Rettich. Die ersten grünen Wildgemüse wie Brennnessel, Giersch, Löwenzahn und andere Kräuter beleben dann den Stoffwechsel und regen die Blutbildung an. Auch empfiehlt es sich, wenn die Birken grünen, eine Kur mit Birkenelixier zu machen.

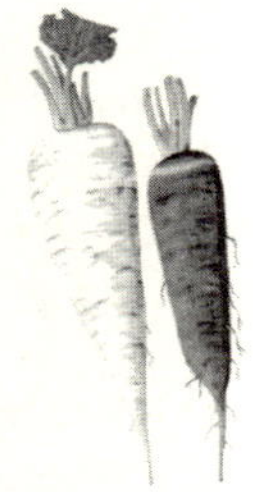

***Sommer***

Im Sommer entfaltet sich das Grünen und Blühen zu seiner vollen Höhe. Dabei ist ein Prinzip wirksam, das die Alchimisten als „sulfurisch" bezeichneten. Im Schwefel (Sulfur) sehen wir die irdische Substanz, die der Wärme und dem Feuer verwandt, sich in den Umkreis verströmt.

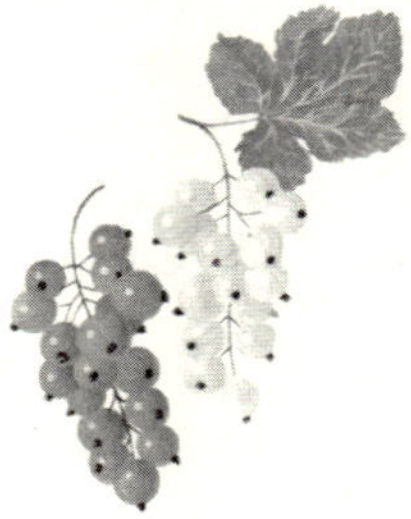

Auch der Mensch ist im Sommer ganz an die Umwelt hingegeben. Er verströmt sich in der sommerlichen Wärme, in ihm wirken Schwefelprozesse. Aber er darf sich ihnen nicht ganz überlassen, sonst würde er zum Träumer, er könnte sein klares Bewusstsein verlieren.

Das *Eisen* – im Blut vorhanden – hilft solche übermäßigen Schwefelprozesse zu beherrschen. Dies kann man durch die eisenhaltige Brennnessel stützen, auch wenn man sie überbrühen oder sanft kochen muss. Ebenso sind die eisenreichen Getreide wie Hirse und Hafer zu bevorzugen (s. S. 42). Auch wird man Zwiebeln und andere stark sulfurische Lebensmittel im Sommer sparsam verwenden.

Ferner gehört das Obst und vor allem die jetzt reifenden Beerenfrüchte zur Ernährung im Sommer; zusammen mit Sauermilchprodukten ergeben sie vollwertige Speisen.

*Herbst*

Der Herbst ist die Zeit der Reife und Ernte, was die Menschen mit Erntedank-Festen feiern. Diese Ehrfurcht vor dem Lebendigen, das uns als Nahrung dient, sollte als Grundgeste in uns wirken.

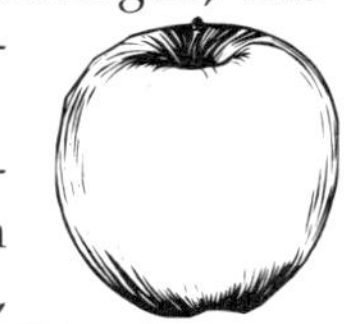

Im Herbst braucht der Organismus Anregung, Durchwärmung für den kommenden Winter. Hierzu stehen zum einen die sonnengereiften Früchte (Äpfel, Birnen, Weintrauben) zur Verfügung, aber auch die Nüsse und Öle, die stützend auf den menschlichen Wärmeorganismus wirken und somit auch die seelische Wärme anregen.

*Winter*

Im Winter nimmt die Erde alles Leben in sich zurück, sie hat gewissermaßen eingeatmet. In der Erde herrscht dagegen ein reges Bodenleben, das vor allem den Mineralstoffwechsel ergreift. In der Alchimie drückte man dies mit dem Begriff des „Salprozesses" (Salzprozess) aus. An ihnen nimmt die überwinternde Pflanzenwelt vor allem mit ihren Wurzeln Anteil.

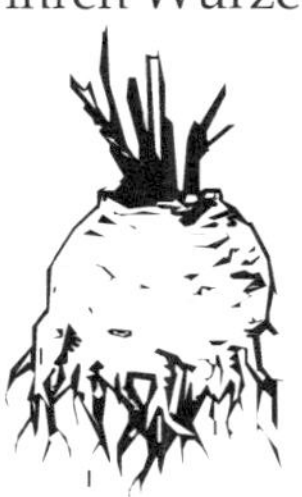

Beim Menschen wirken die mineralischen Kräfte besonders im Kopf, dem verknöcherten Schädel und den Salzprozessen im Gehirn, auf die sich die Denktätigkeit stützt. Im Winter lässt es sich am besten denken, die Ablenkungen des Sommers fehlen.

Das Getreide als Grundnahrungsmittel unterstützt durch seine Beziehung zum Licht und seine ausgeprägte Mineralisierung diese Prozesse. Ähnliches gilt für die Wurzelgemüse (Möhren, Schwarzwurzel, Sellerie), aber auch Lagerobst und Lagergemüse. Neben diesen Lebensmitteln können auch Südfrüchte wie Orangen ergänzend wirken. Erdbeeren sind allerdings keine passende Winternahrung.

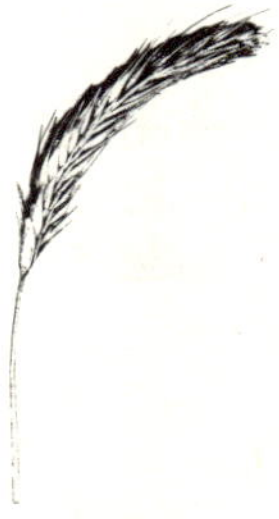

# 10. Die Lebensmittel

## Getreide

Dem Getreide kommt als Grundnahrungsmittel eine hervorragende Bedeutung zu in der Krebsvorsorge und der Ernährung bei Krebs. Betrachten wir das Reifen des Korns. Im ersten Stadium der Milchreife ist der Same noch weich und saftig und enthält noch wenig Mineralstoffe. Dann aber reift er in der Sonnenwärme und trocknet dabei aus: Stärke, Eiweiß und Fettsubstanzen verfestigen sich, es wird Kalk, Phosphor, Magnesium und Kiesel eingelagert. Diese mineralisierenden Kräfte scheinen zu dominieren, so spricht man auch von „Todreife“. Und doch bleibt Leben im Korn enthalten, was man bei der Keimung erlebt. Dann werden die verfestigten Mineralsubstanzen aufgelockert, ein neues Leben bahnt sich an. Es ist sogar gelungen, Getreidekörner aus ägyptischen Pyramidengräbern nach 4000 Jahren zum Keimen zu bringen. Was die Pflanze hier so deutlich vor Augen führt, beruht auf einem Prozess, der geeignet ist, die Disposition zur Krebskrankheit zu überwinden: Schwere wird aufgehoben, die Substanzen werden in die Dynamik des Lebendigen aufgenommen, unterliegen aber immer einem gestaltenden Ordnungsprinzip. Diese Formkräfte machen das Getreide zu einer bevorzugten Nahrung.

Dieser Nahrungseffekt ist jedoch nicht ohne weiteres gegeben. Heute übliche Saatzucht, Anbau, Art der Mineraldüngung und anschließende Hochverarbeitung führen zur Wertminderung. Es gehen durch die üblichen Herstellungsverfahren bis zu 80 % an Mineralstoffen und Vitaminen verloren (s. S. 23). Daher ist dem vollen Korn und schonenden Verarbeitungsverfahren der Vorzug zu geben.

Die bei uns in der Ernährung gebräuchlichen 7 Getreidearten zeigen entsprechend der ursprünglichen Landschaft und dem Kulturkreis, aus dem sie stammen, unterschiedliche Eigenschaften, auch wenn sie inzwischen an andere Gegenden und Gegebenheiten adaptiert wurden.

### *Die einzelnen Getreide*

***Weizen*** wurde aus unterschiedlichen Vorformen schon früh und in weiten Teilen der Erde gezüchtet. Er ist das harmonische Getreide der Mitte, unser Brotgetreide. Dazu zählt auch eine der Vorformen des Weizens, der ***Dinkel***, der insbesondere als Grünkern in Suppen oder als Bratling Verwendung findet. Weizen ist leicht verdaulich und stärkt gleichmäßig alle Organe. Zu der Weizenfamilie zählen auch *Einkorn*, *Emmer*, *Hartweizen (Nudelweizen)* und *Kamut*.

***Reis*** hat eine enge Beziehung zum Wasser. Die Reisfelder müssen geflutet werden, damit die heranwachsenden jungen Pflanzen vom Wasser umspült sind. Das Korn zeichnet sich durch einen hohen Nährwert und leichte Verdaulichkeit aus. Diätetisch nutzen wir seine Eigenschaft, die Ausscheidung zu fördern und den Flüssigkeitsorganismus anzuregen.

***Gerste*** zeichnet sich durch starke Kieselprozesse und die Lichtverwandtschaft aus. Sie regt daher die Nerven-Sinnes-Funktionen an und fördert die Konzentrationsfähigkeit. Im Gerstenkorn ist der Zuckerprozess sehr veranlagt, was sich z.B. bei der Malzbildung zeigt. Hinzu kommt der Vitamin B 1-Gehalt in den Randschichten.

***Hirse*** zeigt mit ihrem aufgelockerten Fruchtstand der Rispe und den kleinen beweglichen Körnern etwas ihres Wesens und ihrer Wirksamkeit auf den Menschen. Sie ist vom Kiesel geprägt und stützt als Nahrungsmittel die Funktionen von Haut und Sinnesorganen. Ferner regt sie Wärmeprozesse an und gehört damit als wichtiges Lebensmittel neben dem Hafer zur Kost der Krebsvorsorge. Bei Reizüberflutung kann eine Diät mit Hirse (wie eine Hirse-Woche) hilfreich sein. Auch zur Unterstützung von Rohkostkuren bietet sich gekochte Hirse als Beigabe an.

Beim ***Roggen***, neben dem Weizen das zweite Brotgetreide, ist die Mineralisierung stark ausgeprägt. Dies zeigt sich in der intensiven Wurzelbildung, dem hohen Wuchs und den mächtigen Ähren. Seine Lichtbeziehung drückt sich in der reichen Kieselbildung aus. Roggenspeisen vermitteln dem Menschen Formkräfte und aktivieren den

Lichtstoffwechsel. Auch ist durch den Kaliumgehalt eine günstige Wirkung auf die Leber zu verzeichnen.

*Hafer* ist das Getreide der nördlichen Breiten Europas. Er gedeiht am besten in der kühlen Feuchte des Seeklimas. Dort entwickelt er einen „geheimen Feuerprozess", der sich im hohen Fettgehalt ausdrückt und die Menschen, die sich von ihm ernähren, impulsiert. Es heißt: den sticht der Hafer. In diesem Sinn wird er dem cholerischen Temperament zugeordnet. Er wirkt als Diätmittel vor allem auf das Stoffwechsel-Gliedmaßen-System mit Durchwärmung, weniger auf das Nerven-Sinnes-System. So hat er sich auch bei Antriebs- und Willensschwäche bewährt. Das Kohlenhydrat im Hafer hat einen insulinsparenden Effekt, was auch beim Karzinom von Nutzen sein kann.

*Mais* ist in der Diätetik wichtig, da er wie Hirse und Reis kein Gluten enthält und daher bei Zöliakie eingesetzt werden kann. In seiner amerikanischen Heimat werden Maisgerichte stark gewürzt. Dadurch soll dieses große, massige Getreide, welches eine starke Erdverbundenheit demonstriert, aus seiner Schwere gelöst werden. Mais enthält eine günstige Menge an ß-Carotin. Seine goldgelbe Farbe gibt vielen Speisen ein anregendes Aussehen.

## Zubereitung von Getreide

Getreide wird entweder als ganzes Korn, geschrotet oder vorverarbeitet verwendet. Ganzes Getreide wird meist eingeweicht (3-10 Std.), anschließend gegart und nachgequollen (s. S. 83). Für Müsli werden Getreideflocken aus dem Handel empfohlen, da diese einen leichten Wärmeaufschluss hinter sich haben. Frischkornmüsli und rohe Flocken (aus dem Flocker) sind für Kranke nicht geeignet.

*Darren*: Die Körner werden mit Wasser angefeuchtet und in dünner Lage auf dem Backblech ausgebreitet. Bei etwa 70° C werden sie im Backofen bis zu einer Stunde erhitzt, bis ihnen ein angenehm würziger Duft entströmt. In dieser Weise vorbehandelt, lässt sich auch Hafer gut schroten, der durch seinen hohen Fettgehalt manche Steinwerkmühle sonst verklebt.

*Keimen:*
Im Handel sind entsprechende Geräte zum Keimen von Körnern erhältlich. Man kann auch die Körner in dünner Schicht mit der doppelten Menge kaltem Wasser in einer Schale einweichen. Nach 36 Stunden ist der Quellvorgang beendet, dann werden die Körner auf einem mit Mull bespannten Rahmen ausgebreitet und man lässt sie 2-3 Tage keimen. Damit immer genügend Feuchtigkeit vorhanden ist, werden sie regelmäßig mit Wasser bespritzt und morgens und abends abgespült. Das gekeimte Getreide wird roh in Salaten oder Müsli verzehrt. Auch Brot lässt sich aus angekeimtem Getreide herstellen (Essener-Brot).[17]

***Brot*** ist eines der wertvollsten Nahrungsmittel. Es sollte in ökologischer Qualität bezogen werden. Wer Zeit und Interesse daran hat, kann sich sein Brot auch selber backen. Dazu gibt es Anleitungen.[18] Für Brot kann man die vier heimischen Getreidearten mischen.

## Gewürze

Gewürze sind als Licht- und Wärmeträger ein wertvoller Bestandteil jeder Vollwertkost. Sie haben mit der Bildung von ätherischen Ölen, Harzen und Aromastoffen den Blütenprozess in die Samen hineingenommen. So sind sie geeignet, auch das Getreide zu ergänzen, das ja selbst nicht über viel Aroma verfügt. Auch regen sie die Verdauungstätigkeit an.

## Milch und Milchprodukte

Es werden - wie schon ausgeführt – Sauermilchprodukte empfohlen. Trinkmilch sollte dagegen zurücktreten. Ein sehr empfehlenswertes Getränk ist die reine Buttermilch. Bei der Verbutterung von Rahm als Nebenprodukt gewonnen, enthält sie nur 0,1-0,3 % Fett, aber nahezu alle Mineralsalze und das gesamte Milcheiweiß. Ebenfalls empfeh-

---

[17] s. S.43

[18] A. Pokorny: Backen von Brot und Gebäck mit allen sieben Getreidearten. 5. Aufl. Bad Liebenzell 2003

lenswert ist die sehr milde *Schwedenmilch*, die mit einer aus Skandinavien stammenden Kultur geimpft ist. Weitere Sauermilchprodukte sind *Joghurt*, der am besten als Naturjoghurt gekauft wird und dann nach eigenem Geschmack mit Früchten, Konfitüre etc. verfeinert wird. Auch *Quark* lässt sich vielseitig verwenden.
Beim Käse sollte man Schmelzkäse wegen des Phosphatgehaltes meiden. Schnittkäse konventioneller Qualität werden häufig mit dem Zusatzstoff Nitrat hergestellt, bei ökologischer Ware wird auf solche Zusätze verzichtet. Diese Produkte sind daher zu bevorzugen.[19]

**Gemüse**

Die Gemüse lassen sich wie folgt einteilen:

1. **Wurzel- und Knollengemüse**
   Möhren, Steckrüben, Pastinaken, Schwarzwurzeln, Rote Bete, Sellerie, Rettich, Topinambur
2. **Gemüse von Blatt und Stängel**
   Spinat, Kohl, Fenchel, Blattsalate, Chicorée, Lauch, Spargel, Mangold, Rübstiel, Kohlrabi
3. **Gemüse aus der Blüte und Frucht**
   Blumenkohl, Brokkoli, Artischocke, grüne Erbsen und Bohnen, Kürbis, Gurken, Zucchini, Melonen

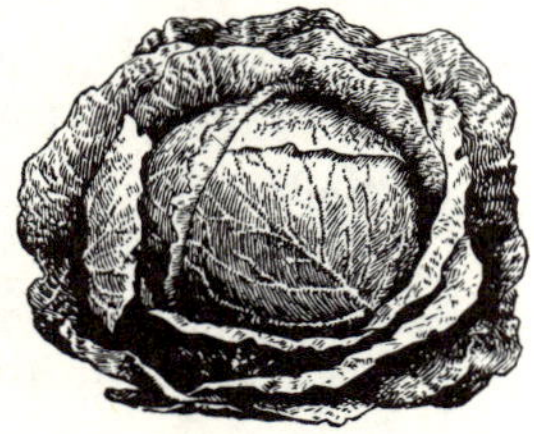

Tomaten haben in der Krebsernährung keinen Platz, Kartoffeln sollten zurückhaltend verzehrt werden. Bei den Hülsenfrüchten werden weiße Bohnen und Soja wegen ihres massiven Eiweißprozesses nicht empfohlen. Fermentierte Sojaprodukte wie Miso machen eine Ausnahme. Auch Pilze wie Champignons etc. werden vermieden (s. S. 35). Gemüse und Salat sollen reichlich gegessen werden.

[19] A. Beck, P. Kühne, F. Sattler: Milch und Milchprodukte heute. Was macht die Milch zum Lebensmittel? Bad Liebenzell 1998

## Milchsaure Produkte

Wie im Kapitel „Atmung“ (S. 42) erwähnt, haben Gemüse und andere milchsauer vergorene Lebensmittel eine heilsame Wirkung beim Krebsgeschehen. Daher werden alle milchgesäuerten Lebensmittel empfohlen. Dazu zählt auch der *Kanne Brottrunk*, der von dem Bäckermeister Wilhelm Kanne entwickelt wurde. Er kann mit Mineralwasser oder Apfelsaft verdünnt sowie mit Honig oder Dicksäften gesüßt werden. Ebenso gibt es einen milchsauren Vollkorn-Kwass im Handel.

### *Herstellung von milchsaurem Gemüse*

Die Milchsäuerung ist eine spezielle Gärung, bei der sich kein Alkohol, sondern Milchsäure bildet. Dazu impft man das „Gärgut“ mit milchsäurehaltigen Lebensmitteln an.

### *Grundrezept*

Gemüse zerkleinern (Weißkohl, Wirsing, Gurken, Blumenkohl, Kohlrabi, Möhren), in ein 2-l-Einmachglas geben, mit Salzwasser aufgießen (15 g Salz/l), 2 EL Brottrunk und Gewürze zufügen, Deckel schließen und 10-21 Tage gehen lassen (je nach Gemüseart).[20]

## Obst

Obst enthält wenig Nährstoffe, regt aber den Stoffwechsel des Organismus an, weshalb man von einer dynamischen Komponente sprechen kann. Auch beugt es durch seinen Mineralgehalt einer Übersäuerung der Gewebe vor. Unter den Spurenelementen sind Eisen und Kiesel zu nennen.

---

[20] Genaue Anleitungen in: Annelies Schöneck: Sauer macht lustig. Milchsaures Gemüse. Gesunde Rohkost für das ganze Jahr. Verlag Freies Geistesleben. Stuttgart 1990

Um eine hohe Qualität zu erreichen, ist auf ökologischen Anbau und gute Ausreifung zu achten, denn dann haben sich die Aromen gut ausgebildet und das Obst kann den Organismus optimal anregen.
Im allgemeinen wird Obst roh gegessen, jedoch auch zart gedünstet gewinnt es an Aroma und wird verträglicher.
Beim Trockenobst treten Aroma und Süße noch intensiver hervor z.B. bei Aprikosen, Feigen und Datteln. Trockenfrüchte sollen jedoch vor dem Genuss eingeweicht werden, am besten über Nacht.

## Fette und Öle

Die Fette haben ihre Bedeutung für die Wärmeproduktion und die Zellatmung. Empfohlen werden Fette, die leicht Wärmeprozesse anregen wie Leinöl, Olivenöl, Weizenkeimöl, Sonnenblumenöl, Rapsöl. (s. S. 40). Es werden kaltgepresste Öle (ohne Raffination) empfohlen. Bei Leinöl, das nur eine kurze Haltbarkeit aufweist, ist auf Frische zu achten (Haltbarkeitsdatum).
Als *Streichfett* ist Butter gut geeignet. Hier sollte entweder Sauer- oder Süßrahmbutter verwendet werden, nicht aber *mildgesäuerte*, die durch Säurezusatz hergestellt wird.
Fett sollte nicht mehr als 30 % der täglichen Energieaufnahme ausmachen. Dies wären bei einer täglichen Kalorienaufnahme von 2000 Kcal dann etwa 70 g. Diese Menge umfasst auch die „versteckten" Fette, die in Fleisch, Käse, Wurst oder Gebäck vorkommen. Vor allem tierische Fette sollten wenig verzehrt werden (in Fleisch, fetter Wurst wie Salami, Schmalz und Talg sowie in Fettfischen wie Karpfen).

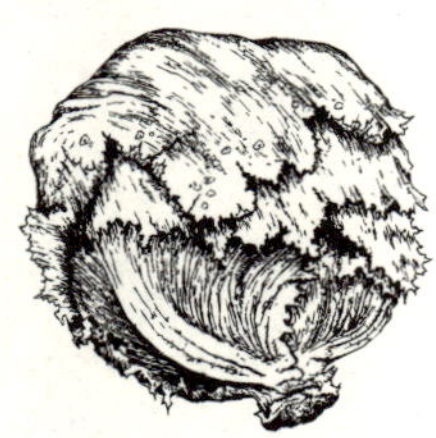

Neben der direkten Fettaufnahme, kann der Fettstoffwechsel durch *grüne Blattgemüse* und *Salate* angeregt werden. Dies ist eine Erkenntnis der anthroposophisch orientierten Ernährungsanschauung. Das Blatt ist der Ort der Pflanze, wo die Fettbildung in den Zellen stattfindet. So wird auch aus diesem Grund ein reichlicher Verzehr von Blattgemüse und Salaten nahegelegt.

## Süßungsmittel

Das süße Aroma ist eines der Grundgeschmacksarten. Problematisch wird Süßes durch eine hohe Verzehrsmenge an isolierten Zuckern. Statt dessen bieten sich sogenannte alternative Süßungsmittel an, die konzentriert vorliegen, aber nicht aus ihrem natürlichen Verband isoliert wurden: Dicksäfte von Äpfeln, Birnen, Trauben, Agaven, Ahornsirup, Vollrüben- oder Vollrohrzucker oder Zuckerrübensirup und Honig. Viele Menschen sind an einen übersüßten Geschmack gewöhnt. Bei Bevorzugung von Vollkornprodukten reguliert sich dies, das starke Süßebedürfnis lässt nach.

Von *Süßstoffen* wird als synthetisches Produkt ohne Nährwert abgeraten. *Honig* kann nicht genug gelobt werden, er wird durch die Bienen in einem einzigartigen Prozess hergestellt. Er enthält zahlreiche Fermente, die ihn fast zu einem Heilmittel machen. Im Bienenstock wird er bei 37° C – dies entspricht der menschlichen Bluttemperatur – konstant gehalten und reift dabei in der Wabe. Die Sechseckform der Wabe gleicht der Bergkristallform und zeigt damit an, dass ähnliche Formkräfte sie bildeten. Man darf annehmen, dass diese vom Licht übertragenen Formkräfte auch im Honig vorhanden

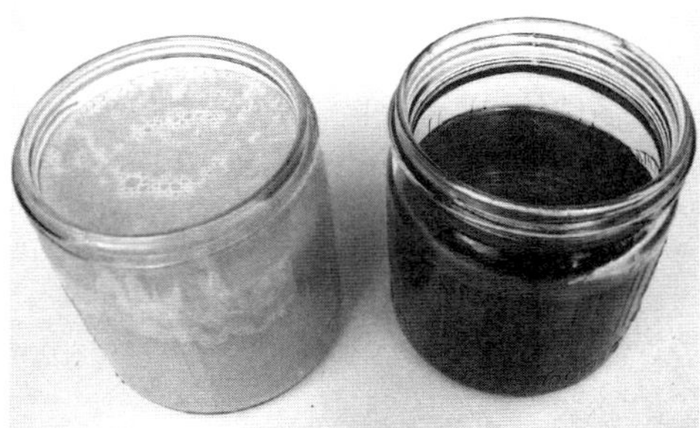

sind und an den Menschen weitergegeben werden, der den Honig verzehrt. Bei der Verwendung als „Heilmittel" genügen täglich 1-2 Teelöffel. Blütenhonig ist dem Tannenhonig vorzuziehen.

## Fleisch

Fleisch sollte nur sehr zurückhaltend in dieser Kost verzehrt werden. Zur Fleischqualität wurde schon einiges ausgeführt (s. S. 35). Auch sollte man bedenken, dass um 1 kg Fleisch zu erzeugen, ein mehrfaches an Getreide gefüttert werden muss, was bei der Nahrungsknappheit in vielen Ländern der Welt kritisch gesehen werden sollte.

Wer gern etwas Fleisch in seiner Ernährung hat, sollte sich auf 1-2 x wöchentlich beschränken, ökologische bzw. Demeter-Qualität kaufen und dabei Geflügel oder Lamm bevorzugen.

**Getränke**

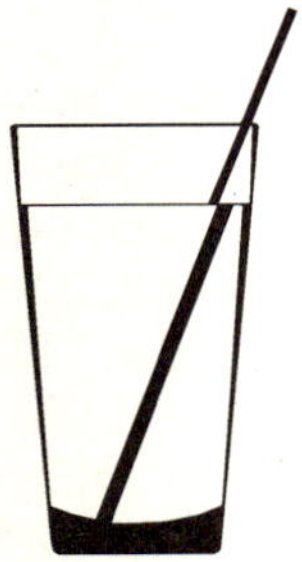

Bei einer Krebserkrankung sollte – falls nicht eine Nierenfunktionsstörung vorliegt – viel getrunken werden (s. S. 100). Dabei empfiehlt es sich, nicht einmal eine große Menge zu konsumieren, sondern schluckweise kleinere Mengen, dafür mehrmals täglich. Hierfür eignen sich besonders

- Gerstenwasser (barley water) oder Haferwasser
- Getreide-Milch (z.B. Reisdrink, Haferdrink)
- Leinsamen-Trunk
- Sauermilchgetränke wie Buttermilch, Molke, Schwedenmilch
- Gemüsebrühen
- verdünnte Fruchtsäfte
- milchsaure Gemüsesäfte (z.B. Rote Bete, Möhren)
- Brottrunk (Kanne), Kwass
- Kräutertee
- Quell- oder Mineralwasser

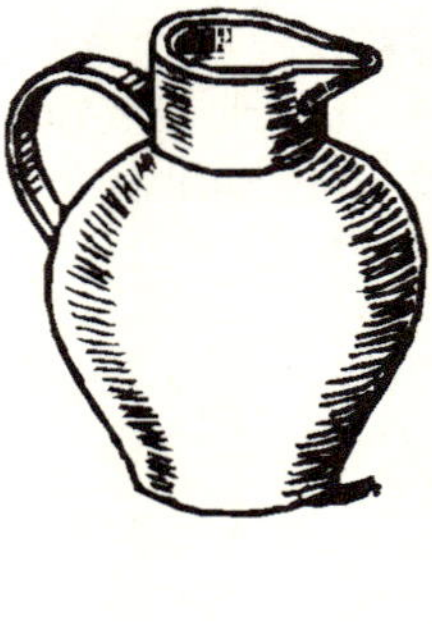

Offizielle Empfehlungen gehen von 1,5 –2 l täglicher Flüssigkeitszufuhr aus. Dabei ist aber die Flüssigkeit in den Speisen vor allem in Obst und Gemüse, Salaten und Suppen mit zu berücksichtigen.

Günstig für den Wärmeorganismus sind warme oder lauwarme Getränke oder solche mit Zimmertemperatur. Eiskalte und gekühlte belasten stark den Wärmeorganismus.

# 11. Besondere Kostformen

## Rohkost-Kuren

Rohkostkuren regen die Stoffwechselvorgänge bis in die Peripherie (Hautbereich) des Organismus an; es werden Kieselprozesse aktiviert und Formkräfte wachgerufen. Die Verdauung der rohen Speisen verlangt zwar verstärkten Einsatz, aber es gilt die Regel: Wenn viel Kraft gefordert wird, kommt sie verstärkt zurück. Doch muss der Organismus zu dieser Leistung auch fähig sein. Daher ist die reine Rohkost für den Kranken eine Heilmaßnahme, die nur unter Beobachtung durch den Arzt einzusetzen ist. Bei Überforderung der Stoffwechselleistung kann es zu einem Verfall der Kräfte kommen.

## Ernährung bei Schluckbeschwerden

Schluckbeschwerden können das Essen zu einer Qual werden lassen. Durch geeignete Auswahl an Lebensmitteln kann man sich die Mahlzeiten erleichtern.

*Vermeiden von:*
- krümeligen, harten und trockenen Lebensmitteln (Zwieback, Knäckebrot)
- kohlensäurehaltige Getränke (stattdessen Kräutertee, stille oder platte Wasser)
- Zurückhaltung bei stark gewürzten (auch sauren, bitteren, scharfen) Speisen

*Bevorzugen von:*
- weichen Gerichten (Puddings, Breie, Obstmus)
- evtl. Babykost (Gläschen, Breie)
- trockene Speisen in Flüssigkeit „tunken" oder anrühren (z.B. Quark mit Milch geschmeidig machen)
- Fette wie Butter und Öle erleichtern das Schlucken (bei Übergewicht nicht zuviel davon)
- Gemüse oder Obst evtl. pürieren (Pürierstab, Mixer)

Es kann eine zeitlang erforderlich sein, nur flüssige Kost zu sich zu nehmen. Hierfür sind gehaltvolle Drinks mit Mandelmus, Sahne, püriertem Obst etc. zu empfehlen. Auch Milchsuppen oder Joghurtspeisen sind geeignet. Oftmals hilft es auch, mit einem Strohhalm zu trinken.

## Ernährung bei Übelkeit

Eine Nebenwirkung vor allem der Chemotherapie kann Übelkeit, Erbrechen, manchmal begleitet von Mundtrockenheit sein. Es gibt dagegen Medikamente, man sollte sich aber trotzdem mit dem Essen auf diese Situation einstellen.
Bei starker Übelkeit wird man eine Abneigung gegen jegliches Essen haben. Dauert der Zustand länger an, sollte man vorsichtig kleine Portionen zu sich nehmen, gut kauen und langsam schlucken.
Eine aromaarme Kost wird meist besser vertragen als solche mit einer ausgeprägten Geschmacksrichtung. Vor allem salzige, fettige und süße Speisen sowie solche, die stark riechen, sind zu meiden.
Getreidebreie von Haferflocken (Porridge), Gerstenflocken oder geschrotete Gerste gelten als sehr verträglich. Auch dünne Suppen oder Gemüsebrühen – nur mäßig warm – werden oftmals gut angenommen.
Bei häufigem Erbrechen muss man auf genügende Zufuhr von Flüssigkeit - evtl. in kleinen Schlucken aufgenommen – achten. Geeignet sind Kräutertees wie Pfefferminze, Ingwer, Melisse.

## Ernährung bei Appetitlosigkeit

Der Appetit schafft eine Beziehung zwischen den Lebensmitteln und den seelischen Bedürfnissen des Menschen. Er bringt Freude am Essen. Erst bei fehlendem Appetit erkennt man, wie sehr dieser seelische Anreiz uns mit der Nahrungsaufnahme verbindet. Appetitlosigkeit ist oft gekoppelt an Geschmacksverlust – dies erschwert jedes Essen. Da die regelmäßige Versorgung mit Nahrung aber wichtig ist, sollte man mit hilfreichen Maßnahmen den Appetit unterstützen:

- kleine Portionen anrichten (große Portionen führen oft zur Ablehnung von „dem vielen Essen")
- Speisen schön anrichten, z.B. belegte Brote in kleine Häppchen schneiden
- intensive Gerüche und Aromen vermeiden
- milchsaure Getränke (Brottrunk, milchsaure Gemüsesäfte) wie auch Sauergemüse wirken anregend
- mit warmer (nicht heißer!) Brühe oder einer dünnen Suppe den Appetit locken
- Bittertees (Schafgarbe, Tausendgüldenkraut) schluckweise trinken
- Grapefruitsaft
- Kompotte, Obstsalat oder Müsli werden oftmals besser akzeptiert als „schwere Kost".
- auf Essenswünsche eingehen

## Ernährung gegen Gewichtsverlust

Bei verschiedenen Therapien nehmen die Patienten u.a. durch mangelnden Appetit ab. Besteht ein Übergewicht, so ist dies nicht problematisch. Bei sehr starkem Gewichtsverlust und bestehendem Untergewicht sollte durch energiedichte, gehaltvolle Kost versucht werden, das Körpergewicht zu stabilisieren. Hierzu sind Butter, Sahne, fettere Käse und Pflanzenöle geeignet. Auch die erwähnten Drinks aus Milch, Nussmus etc. sind zu empfehlen. Getränke und Speisen können auch zusätzlich noch gesüßt werden mit Ahornsirup, Honig oder Agavendicksaft, um den Kaloriengehalt zu steigern. Ebenso sind mehrere kleinere Zwischenmahlzeiten angebracht.

## Rhythmus der Nahrungsaufnahme bei Schwerkranken

Da der Krebskranke oft an einer unzureichenden Funktion der Verdauungsdrüsen leidet, empfiehlt es sich, ihm kleine Mahlzeiten in kürzeren Abständen zu reichen. Im allgemeinen hat es sich bewährt, zwei bis drei Stunden zwischen den Mahlzeiten verstreichen zu lassen. In schweren Fällen der Erkrankung kann jede Viertelstunde ein Esslöffel Nahrung gegeben werden. Wird der Zustand dann besser,

geht man auf Abstände von einer halben, später einer Stunde und schließlich zwei Stunden über.
Auch in diesen Fällen ist es ratsam – wie schon erwähnt – den Leberrhythmus zu beachten (s. S. 54).

- ***abends*** überwiegend leichtere kohlenhydratreiche Speisen
- ***morgens*** und ***mittags*** Speisen, die fett- und eiweißhaltiger sind

Wenn keine normale Kost mehr vertragen wird, muss auf Sondennahrung übergegangen werden. hierfür empfehlen wir das aus ökologischen Zutaten hergestellte Maltison.[21]

**Vorschlag für einen Tagesplan**

| | |
|---|---|
| **Morgens** | Müsli aus Getreideflocken mit Honig, Nüssen, Äpfeln (Obst der Jahreszeit), Sauermilch |
| oder | Porridge (gekochter Haferbrei) mit gleichen Zutaten |
| oder | Getreidebrei, aus über Nacht eingeweichtem, aufgekochtem, gequollenem Getreide mit gleichen Zutaten |
| oder | Vollkornbrot, Butter, Quark, Käse – bei Verlangen nach Süßem mit Honig oder Fruchtaufstrich – und mit Obst der Jahreszeit |
| *Getränk* | Kräutertee |
| **Mittags** | 1 Tasse Gemüsebrühe oder Bittertee, milchsaurer Gemüsesaft oder Kanne Brottrunk – gewärmt (z.B. Wasserbad, nicht kalt trinken!) |
| | Rohkost |
| | Getreide in verschiedenen Zubereitungsformen und rhythmischem Wechsel der Getreidearten, Gemüse, Sauce z.B. mit Kräutern |
| **Abends** | mit Getreidefeinschrot gebundene Suppe mit Kräutern oder Trockenobst |
| | Sauermilchprodukte |
| | Brot, Butter, leichter Käse, Kräutertee |
| **Zwischenmahlzeit** | Knäckebrot, Vollkornkekse, Obst, Nüsse, Getränke |

[21] Hersteller: J. Kingma, D-75378 Bad Liebenzell, Tel. 07052-4444

## Zusammenstellung der Mittagsmahlzeit

Eine Mittagsmahlzeit enthält ein sättigendes kohlenhydratreiches Grundnahrungsmittel wie Getreide (z.B. als Teig, gekochtes Korn, Grütze, Pfannkuchen, im Auflauf), ferner Gemüse oder auch einmal Obst. Als eiweißreiche Beilage bieten sich die Milchprodukte an, die in Form von Käse (z.B. beim Gratin, in Back- oder Bratlingen), aber auch im Dessert z.B. als Quark- oder Joghurtspeise enthalten sein können. Wer leicht friert oder seinen Wärmeorganismus stützen will (besonders zur kälteren Jahreszeit) sollte immer mit etwas Warmem beginnen: Suppe, Tasse Gemüsebrühe, warmer Kräutertee etc. Erst danach kommt der „kalte" Salat, der auch Bestandteil der Hauptmahlzeit sein kann.
Ob man ein Dessert einplant, hängt auch von den Vorlieben der Tischgemeinschaft ab. Manche Menschen brauchen etwas „Süßes" zum Abschluss, andere schließen lieber mit dem pikanten Geschmack des Hauptgerichtes ab.

*Vorschläge:*

- Tasse Gemüsebrühe – Hirse mit Rote Bete-Gemüse – Quarkfruchtspeise
- warmer Tee – Salat – Buchweizenauflauf – (Dessert z.B. Sauermilchgetränk)
- Borschtsch-Eintopf, dazu Salat - Fruchtdessert
- Backlinge mit Salat oder gekochtem Gemüse und Soße – (Dessert)

# 12. Rezepte

Dieser Rezeptteil soll praktische Anregungen vermitteln. So liegt der Schwerpunkt auf den Lebensmittelgruppen Getreide, Gemüse und Obst, die im Rahmen einer Krebsvorbeugung oder Unterstützung einer Therapie als besonders wichtig gelten und den dargestellten Gesichtspunkten entsprechen. Die Rezepte sind so zusammengestellt, dass sie **einfach, praktikabel** und **schmackhaft** sind, damit sie auch bei zeitlicher Belastung im Alltag oder Krankheitsfall zubereitet werden können.

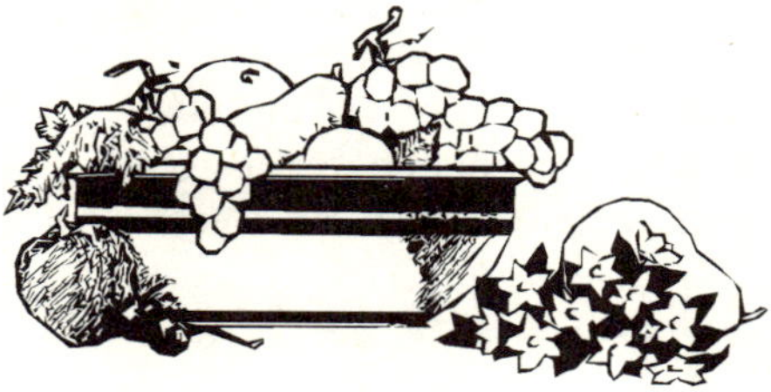

Sehr wichtig ist der Frischeaspekt. Gerade Gemüse sollte frisch zubereitet werden, Konserven oder Tiefkühlkost verwenden wir hier nicht. Die Zubereitungszeiten dauern nicht sehr lange. Für die Besorgung kann ein Gemüseabo (Naturkostladen, Öko-Bauernhof) sehr hilfreich sein, wo wöchentlich eine Gemüse- und Obstauswahl geliefert wird. Kräuter sind frisch am besten und aromareichsten. Aber der Handel führt auch sehr gute getrocknete Ware, für Menschen, die nicht alles frisch besorgen können oder nur kleine Mengen benötigen. Es ist immer besser, getrocknete Gewürze zu verwenden, als auf sie zu verzichten, weil man keine frischen zur Verfügung hat.

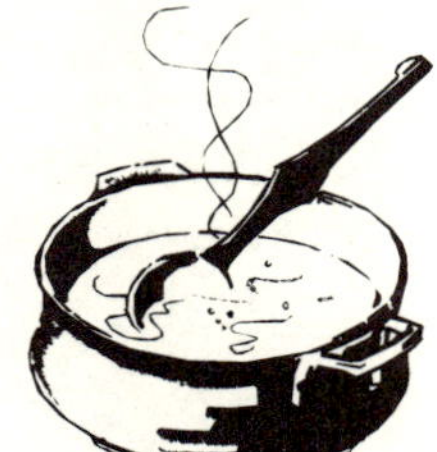

Die Arbeit mit dem Getreide ist einfach, erfordert ein bisschen Planung. Zeiten zum Putzen, Schälen wie bei Kartoffeln entfallen – dafür braucht das Getreide Quellzeit, die einkalkuliert werden muss. Sehr beliebt sind auch die schnellkochende Getreidegerichte wie Bulgur, Hirse, Thermogetreide, die als Grundrezepte aufgeführt sind.

Viel Erfolg beim Zubereiten!

**Hinweise:**

- Die Mengenangaben gelten für **zwei Personen**, wenn nicht anders angegeben. Die Rezepte sind aber so ausgewählt, dass die ganze Familie mitessen kann.
- Bei den Rezepten wird auf die tierischen Produkte Fleisch, Fisch und Eier verzichtet, dagegen sind Milch- und Milchprodukte als Eiweißquelle enthalten. Fleisch, Fisch und Eier können auf Wunsch in geringer Menge zugefügt werden (Fleisch, Fisch 1-2mal, Eier 2-3 Stück wöchentlich). Dabei sollte man auf Bio-Qualität achten, die durch artgerechte Tierhaltung und schonende Verarbeitung gekennzeichnet ist. Der *Eiweißbedarf* ist durch Pflanzen, Milch und Milchprodukte gedeckt.
- Von der *Anbauqualität* her werden Lebensmittel besonders aus biologisch-dynamischem Anbau (Demeter) oder aus anderer ökologischer Landwirtschaft empfohlen.
- Die Verarbeitung dient dem Aufschluss der Lebensmittel und soll die Verträglichkeit, Bekömmlichkeit oder sensorische Qualität verbessern. Intensiv verarbeitete Lebensmittel wie Konserven, Sterilmilch, isolierte Substanzen oder Nahrungsersatzstoffe (Süßstoffe, Fettersatzstoffe) sind zu vermeiden. Dies gilt ebenso für Lebensmittel mit Zusatzstoffen wie Farb- und Aroma- oder Konservierungsstoffe.
- Bei der *Zubereitung* wird Wert gelegt auf geeignete und kurze Lagerung von Frischeprodukten, schonende Garverfahren für Gemüse (Dünsten statt Kochen) und ausreichend Aufschluss- und Quellzeiten für Getreideprodukte, Brot und Hülsenfrüchte.
- Generell sind bei Obst und Gemüse *regionale* und *jahreszeitlich reife* Sorten zu bevorzugen. Daher finden Sie auch keine Rezepte, wo Gemüse unterschiedlicher Reife kombiniert sind.
- Der Nährstoff *Fett* wird überwiegend durch Pflanzenöle, Butter oder Sahne sowie Ölsaaten (Sesam, Sonnenblumenkerne), Nüsse und Mandeln zugeführt.
- Vitamine, Mineralstoffe und Spurenelemente sind reichlich vorhanden in Gemüse, Obst und Getreide.
- Bei Fettunverträglichkeit – z.B. während einer Therapie – nur Milch oder Wasser verwenden, Sahne, Creme fraiche, saure Sahne und Öl in den Gerichten weglassen oder stark einschränken.

## Frühstücksgerichte

*Frühstücksgerichte sollen als erste Mahlzeit sättigen, ohne den Organismus zu überlasten. Warme Breie sind für Menschen zu empfehlen, die geschwächt sind, Schluckbeschwerden haben oder leicht frieren. Die Wärme unterstützt die Leberfunktion.*

**Porridge (Haferflockenbrei)**

| | | |
|---|---|---|
| 60 | g | Haferflocken |
| 250 | ml | Wasser |
| 1 | Pr. | Salz |
| 250 | ml | Milch |

Wasser zum Kochen bringen, Haferflocken einrühren und 10 Min. köcheln lassen, Milch vorsichtig zufügen. 10 Min. nachquellen, würzen.

**Hirseflockenmüsli**

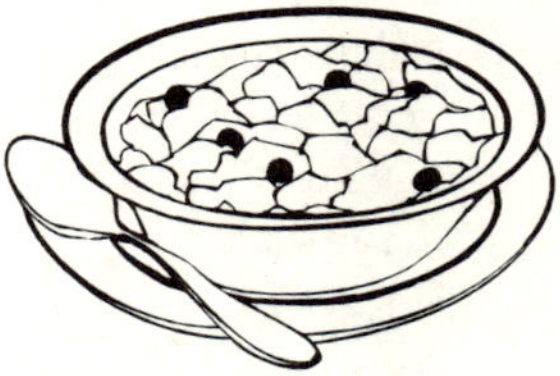

| | | |
|---|---|---|
| 2 | EL | Hirseflocken |
| 200 | ml | Joghurt |
| 2 | TL | Mandelmus |
| 200 | g | Obst (Birne, Erdbeeren) |

Joghurt mit Mandelmus vermengen, Hirseflocken und klein geschnittenes Obst zufügen.

**Buchweizenmüsli**

| | | |
|---|---|---|
| 60 | g | Buchweizen (6 EL) |
| 150 | ml | Wasser (1 Tasse) |
| 1 | EL | geraspelte Mandeln oder Kokosflocken |
| 1 | | Apfel |
| ½ | | Banane |

Buchweizen mit 2,5-facher Menge Wasser 15-20 Min. köcheln, Banane mit Gabel zerdrücken, andere Zutaten zufügen. Buchweizen kann im voraus gekocht und bis zu 3 Tagen kühl aufbewahrt werden.

**Müsli mit Weizenkeimen**

Weizenkeime enthalten Eisen, Magnesium und Vitamin E.

| | | |
|---|---|---|
| 50 | g | Weizen- oder Haferflocken |
| 2 | TL | Rosinen |
| 2 | TL | Weizenkeime |
| 1 | | Apfel |
| 150 | ml | Milch |

Gewürze: etwas Vanille

Apfel raffeln, alle Zutaten mischen.

# Mittagsgerichte

## a) Suppen

*Suppen unterstützen den Wärmeorganismus und die Verdauung. Gerade für Menschen, denen oft kalt ist, stellen sie eine Hilfe dar. Ebenfalls sind sie gut geeignet zur Appetitanregung und bei Schluckbeschwerden. Man kann sie auch zur besseren Verträglichkeit pürieren. Gebundene Suppen mit Gemüseeinlage sind bereits eine kleine Mahlzeit für den Mittag oder Abend.*

**Gemüsebrühe**

Die Gemüsebrühe ist Grundlage vieler Gerichte und daher sehr wichtig in der Vollwertküche. Man kann sie selber zubereiten aus Gemüseresten wie Schalen von Möhren, Sellerie, Weißkohlblättern etc. oder auch Gemüse 30–40 Min. auskochen: etwa 200 g auf 1 l mit Gewürzen wie Wacholderbeeren, Körner von Pfeffer, Koriander, Senf, Lorbeerblatt etc. Selbstgemachte Gemüsebrühe hält 3-4 Tage im Kühlschrank. Als Alternative bieten sich fertige Gemüsebrühkonzentrate aus dem Reform- und Naturkosthandel an.

**Kohlrabisuppe**

2 EL Hirse
200 ml Wasser
200 ml Milch
1 Kohlrabi
Gewürze: Salz, Pfeffer, Muskatnuss

Kohlrabi schälen, grob raspeln und in Flüssigkeit geben, Hirse fein mahlen (in Getreidemühle, Kaffeemühle), mit etwas Wasser anrühren und in die heiße Flüssigkeit einrühren, kurz aufkochen. 15 Min. ziehen lassen, abschmecken.

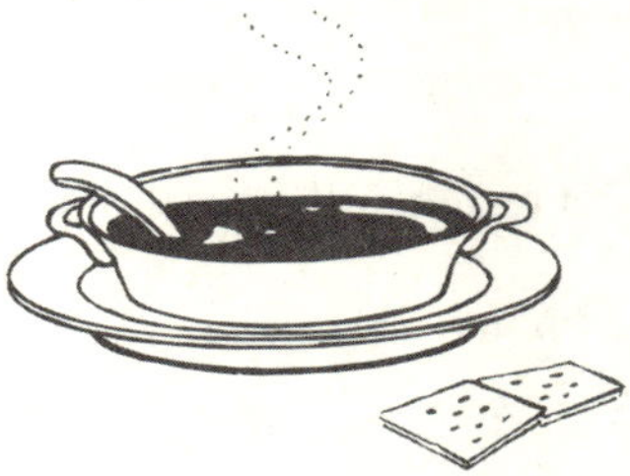

**Brennnesselsuppe**

25 g Grünkernschrot
1 Zwiebel
15 g Butter
500 ml Gemüsebrühe
40 g junge Brennnesseln
50 g Creme fraiche oder 80 ml Milch
1 TL Zitronensaft oder Brottrunk
Gewürze: Salz, Pfeffer, etwas Muskat

Zwiebel würfeln mit Butter glasig dünsten, Grünkernschrot zugeben, mit Gemüsebrühe oder Wasser ablöschen. Brennnesseln mit Gummihandschuhen waschen, Blätter von groben Stielen zupfen, mit Wiegemesser klein schneiden (oder Suppe zum Schluss pürieren) und zur Suppe geben, 10 Min. köcheln, mit Salz, Pfeffer, Zitronensaft und Creme fraiche verrühren, abschmecken.

**Kürbissuppe**

250 g Kürbis
500 ml Wasser oder Gemüsebrühe
15 g (1 ½ EL) Grünkernmehl
1 EL Brottrunk (oder Obstessig)
1 TL Honig
Gewürze: ¼ Stange Zimt, 1 Nelke, Salz, Pfeffer

Kürbisfleisch würfeln, mit Wasser oder Gemüsebrühe, Zimtstange, Nelke und Salz ca. 10 Min. garen. Ein Drittel der Kürbiswürfel wieder herausnehmen, Grünkernmehl einstreuen und 20-30 Min. weiterkochen, bis das Kürbisfleisch sämig ist. Restlichen Kürbis wieder dazugeben, Zimtstange entfernen, mit Gewürzen abschmecken.

**Zucchini-Creme-Suppe**

400 ml Wasser oder Gemüsebrühe
10 g Hirse, fein gemahlen (1 geh. EL)
100 g Zucchini
1 Zwiebel
1 EL Öl
1 EL saure Sahne
etwas Agavendicksaft
Gewürze: Basilikum, Oregano, Kräutersalz

Hirse fein mahlen, in etwas Wasser anrühren. Restliches Wasser oder Gemüsebrühe erhitzen, Hirse unter Rühren zufügen, Zucchini würfeln, Zwiebel klein schneiden, zu der Suppe geben und 10 Min. köcheln lassen, mit saurer Sahne, Agavendicksaft und Gewürzen abschmecken.

**Süße Roggensuppe**

40 g Roggenfeinschrot
500 ml Wasser
Gewürze: Salz, Anis, gem. Zimt
1 Apfel
1 Birne
1 Banane
1 EL Sahne
etwas Honig
Mandelblättchen zum Garnieren

Roggenfeinschrot (Thermomehl) nach Belieben etwas anrösten, mit Wasser aufkochen und 15 Min. köcheln lassen, würzen. Zum Schluss

Apfel und Birne raspeln oder klein schneiden, mit Honig und Sahne verfeinern, süße Mandelblättchen darüber streuen.

**Borschtsch-Eintopf**

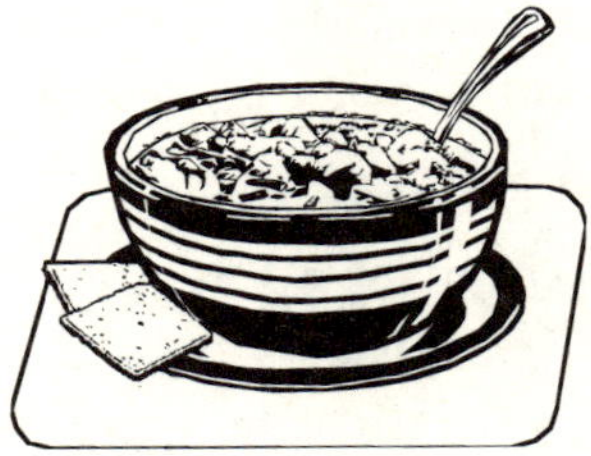

| | | |
|---|---|---|
| 300 | g | Weißkohl |
| 2 | | Möhren |
| ½ | Stange | Lauch |
| 1 | TL | Butter |
| 200 | g | Rote Bete |
| 80 | g | Gerstengrütze oder Gersten-Thermogrütze |
| 100 | g | saure Sahne |
| 2 | EL | Brottrunk |

Gewürze: Salz, Pfeffer, gem. Kümmel, Petersilie

Gemüse putzen und klein schneiden. Zusammen mit der Gerste gut bedeckt mit Wasser aufsetzen, 30 Min. kochen. Gewürze, Brottrunk und Butter zufügen, etwas ziehen lassen. Vor dem Servieren saure Sahne zufügen.

## b) Salate, Rohkost

*Salate sind wichtiger ein Bestandteil der Krebsvorbeugung, da sie reich an lebendigen Kräften, Vitaminen und Mineralstoffen sind und durch ihren Ballaststoffgehalt sättigen. Empfohlen werden täglich pro Person eine Menge von etwa 100 g Salat und 100 g Rohkost nach Verträglichkeit. Dies verteilt man am besten auf 2 Mahlzeiten (z.B. mittags und abends).*

**Chinakohlsalat mit Rucola**

Rucola enthält Schwefelverbindungen, die antikarzinogen wirken

| | | |
|---|---|---|
| 200 | g | Chinakohl |
| ½ | Bd. | Rucola |
| 1 | EL | Olivenöl |
| 1-2 | EL | Dickmilch |

Gewürze: Rosenpaprika, Thymian, Petersilie, Kräutersalz

Rucola putzen, Chinakohl klein schneiden, Öl und Kräuter mit Dickmilch mischen, mit dem Salat vermengen, abschmecken.

**Rote Bete-Salat**

Rote Bete und schwarzer Johannisbeersaft enthalten Anthocyane

| | | |
|---|---|---|
| 200 | g | Rote Bete |
| 40 | ml | schwarzer Johannisbeersaft |
| 1 | EL | Sonnenblumenöl |
| 25 | g | Haselnüsse, gem. |

Gewürze: Koriander, Anis, Ingwer

Rote Bete schälen, fein raffeln. Übrige Zutaten zufügen und vermengen.

**Sauerkrautsalat mit Apfel**

enthält Milchsäure

| | | |
|---|---|---|
| 125 | g | Sauerkraut |
| 1 | kl. | Zwiebel |
| ½ (50 g) | | Apfel |
| 50 | ml | Joghurt |
| ½ | EL | Öl |

Gewürze: Salz, Cayenne, Pr. Kümmel

Sauerkraut und Zwiebel klein schneiden, Apfel fein zerkleinern, Öl in Joghurt einrühren danach alle vorbereiteten Zutaten vermischen, würzen und abschmecken.

**Möhren-Kohlrabi-Rohkost**

enthält ß-Carotin

100 g Möhren
1 mittlerer Kohlrabi
1 EL Öl (Weizenkeim oder Sonnenblume)
2 EL Dick- oder Buttermilch
Gewürze: Schnittlauch, etwas gem. Koriander, Pr. Salz

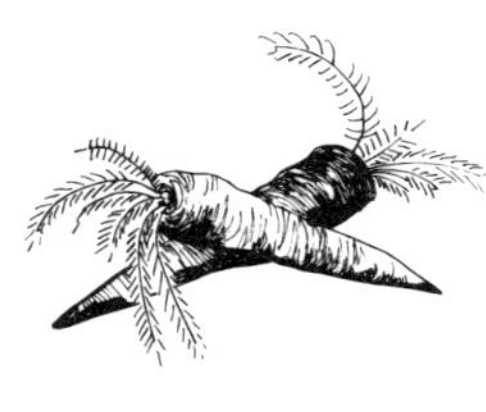

Möhren grob raffeln, Kohlrabi schälen, ebenfalls raffeln, Aus Öl, Dickmilch und Gewürzen die Sauce bereiten, zu der Rohkost geben.

**Sprossen-Feldsalat**

| | | |
|---|---|---|
| 50 | g | Feldsalat |
| 50 | g | Weißkohl |
| 25 | g | gekeimter Roggen |
| 1 | EL | Sonnenblumenöl |
| 1-2 | EL | Joghurt |

Gewürze: Salz, ½ TL Senf, Pr. gem. Kümmel

10 g Roggenkörner über Nacht in Wasser einweichen. Im Keimgerät drei Tage keimen lassen, morgens und abends abspülen = 25 g gekeimter Roggen (kann für mehrere Gerichte vorbereitet werden). Weißkohl raffeln, Feldsalat putzen, aus Öl und Joghurt eine Sauce herstellen, Gewürze zufügen, mit dem Salat mischen, Keimlinge aufstreuen oder leicht vermengen.

*Variation: Statt Senf 1 EL Ayvar oder Paprikagewürz verwenden.*

## c) Gemüse

*Gemüse gilt neben Obst als beste Vorbeugung vor Krebs unter den Lebensmitteln, da es wertvolle Inhaltsstoffe liefert und zudem noch kalorienarm ist. Daher wird empfohlen zum Mittag eine Portion mit 200 g Gemüse pro Person zu essen. Dabei ist die Abwechslung besser als sich nur auf ein oder zwei Gemüsesorten zu spezialisieren.*

**Reifezeiten des heimischen Gemüse**

| Frühling | Sommer |
|---|---|
| Rhabarber, Spargel, Spinat, Mairüben, Löwenzahn, Scharbockskraut, zahlreiche Wildkräuter | Artischocke, Aubergine, Blumenkohl, Bohnen, Brokkoli, Erbsen, Fenchel, Gurke, Kohlrabi, Kürbis, Mangold, Paprika, Zucchini |
| **Herbst** | **Winter** |
| Chinakohl, Möhren, Rote Bete, Rotkohl, Stangensellerie, Topinambur Weißkohl, Wirsing, Zwiebeln | Chicorée, Grünkohl, Knollensellerie, Lauch, Möhren, Pastinake, Radicchio, Rosenkohl, Schwarzwurzel |

**Rote Bete-Apfel-Gemüse**

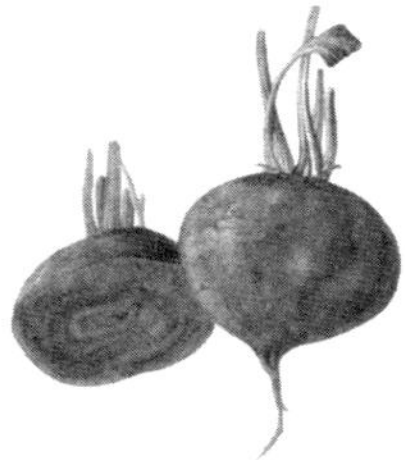

300 g Rote Bete
1 Apfel
1 EL Öl
etwas Apfeldicksaft
etwas Brottrunk
Gewürze: Salz, Koriander, Ingwer, Meerrettich, Kümmel, gem.

Rote Bete waschen, grob raffeln. 10 Min. mit Wasser und Öl dünsten, dann klein geschnittenen Apfel und Gewürze zufügen. Abschmecken mit Apfeldicksaft und Brottrunk.

*Dazu passt Cous-Cous, Bulgur, Hirse*

**Grün-Weiß Gemüse**

200 g Brokkoli
200 g Blumenkohl
Gewürze: Salz, Muskat

Gemüse putzen, Röschen abteilen, Strunk von Brokkoli schälen, in Scheiben schneiden.
Alles in etwas gesalzenem Wasser 15-20 Min. garen, würzen.

**Kürbisgemüse**

1 EL Butter
1 Zwiebel
300 g Kürbis
½ Tasse Wasser
etwa 1 EL Brottrunk (nach Geschmack)
Gewürze: Salz, 1 TL Kurkuma (Gelbwurz), Piment, Kardamom, Koriander, alles gemahlen, Petersilie

Butter zerlassen, gewürfelte Zwiebel mit Kurkuma andünsten, Kürbis schälen, würfeln mit dem Wasser zufügen, 10 Min. dünsten. Kräftig mit Gewürzen und Brottrunk abschmecken.

**Mangoldgemüse**

1 EL Öl
2 Zwiebeln
500 g Mangoldblätter
125 ml Gemüsebrühe
1 Knoblauchzehe
Gewürze: Muskatnuss, Meersalz

Zwiebeln würfeln und in Öl glasig dünsten, Mangoldblätter in grobe Streifen schneiden, dazu geben, andünsten und mit Gemüsebrühe garen. Knoblauch in Presse zerdrücken und würzen

**Pastinakengemüse**

½ -1 EL Butter
200 –250 g Pastinaken
etwas Wasser oder Gemüsebrühe
etwas süße Sahne
Gewürze: Meersalz, Paprika, etwas Cayennepfeffer

Butter zerlassen, Pastinaken schälen, in Scheiben hobeln und darin andünsten. Wasser zufügen und alles ca. 15 Min. garen. Mit Gewürzen und Sahne abschmecken.

## d) Getreide

*Getreide ist Grundnahrungsmittel und versorgt uns mit den wichtigsten Nährstoffen und auch Ballaststoffen. Es bieten sich für den Alltag die schnell zubereiteten Thermogrützen, Bulgur, Cous-Cous, Grünkern, Hirse, Reis und vorgekochte Getreide wie „Koch-Dinkel" an. Auch Teigwaren und Nudeln zählen dazu. Wichtig ist es, dass Getreide sich im Wasser richtig „aufschließt", weil dadurch Verdaulich- und Bekömmlichkeit verbessert wird. Daher sind angegebene Zeiten einzuhalten. Wir empfehlen Vollkornprodukte.*

**Einweich- und Garzeiten von Getreide**
**und getreideähnlichen Samen**

| **Getreide** | **Wasser-verhältnis** | **Ein-weich zeit** | **Kochzeit** | **Nachquell-zeit** |
|---|---|---|---|---|
| Amaranth | 1:3 | - | 10 Min. | 10-15 Min. |
| Buchweizen | 1:2 | - | 10 Min. | 30 Min. |
| Bulgur | 1:2,5 | - | 10 Min. | 10-15 Min. |
| Cous-Cous | 1:3 | - | 10-20 Min. | |
| Dinkel | 1:2,5 | 3-10 Std. | 30 Min. | 2 Std. |
| Gerstengrütze | 1:2,5 | - | 10 Min. | 15. Min. |
| Grünkern | 1:2,2 | - | 20 Min. | 1 1/2 -2 Std. |
| Hafer | 1:2,3 | - | 30 Min. | 1 Std. |
| Hirse | 1:2,8 | - | 15 Min. | 20 Min. |
| Polenta (Maisgrieß) | 1:3,5 | - | 10 Min. | 10 Min. |
| Quinoa | 1:3 | - | 10 Min. | 10-15 Min. |
| Reis | 1:2 | (2-3 Std.) | 30 Min. | 30-45 Min. |
| Roggengrütze | 1:2,0 | - | 10 Min. | 20 Min. |
| Weizengrütze | 1:2,5 | - | 10 Min. | 15 Min. |

- Einweichen kann entfallen.

## Getreide-Grundrezepte schnelle Zubereitung

### Bulgur

250 ml Wasser
100 g Bulgur
Gewürze: Salz

Wasser zum Kochen bringen, Bulgur zufügen und 10 Min. kochen, nach Belieben würzen, 10-15 Min. nachquellen.

*Als Beilage zu verschiedenen Gemüsearten oder Salat geeignet.*

**Schnellkoch-Dinkel (Dinkelreis, parboiled Dinkel)**

100 g Schnellkoch-Dinkel (50 g pro Person)
300 ml Wasser
*Gewürze:* Salz, Majoran, Thymian

Schnellkoch-Dinkel in Wassermenge einweichen, 20 Min. kochen und evtl. 10 Min. nachquellen, würzen. Der Schnellkoch-Dinkel kann auch nur angekocht, in ein Thermogefäß (Kochkiste), gefüllt werden und ist dann mittags oder abends fertig ausgequollen. Ohne Gewürze, nur gesalzen, kann man ihn für mehrere Mahlzeiten auf einmal zubereiten und fertig im Kühlschrank aufbewahren.

**Cous-Cous**

100 g Cous-Cous (50 g pro Person)

Cous-Cous mit Wasser bedecken, 10 Min. einweichen. Anschließend mit etwas Öl in der Pfanne dünsten.
*Dazu passen Gemüse, Saucen, gedünstetes Obst*

**Thermo-Gerstengrütze**

1 Tasse Thermo-Gerstengrütze* (Kornfix)
3 Tassen Wasser
Gewürze: Salz

Beides im Topf erhitzen, 10 Min. köcheln und 30 Min. nachquellen. Zum Schluss salzen und nach Belieben würzen.
Thermo-Gerstengrütze (Kornfix) eignet sich als Grundlage für viele Gerichte (als Beilage, Auflauf, Gratin, für Backlinge, Schnitten). Sie kann gekocht 3 Tage im Kühlschrank aufbewahrt werden.

*Dazu passen Gemüse, Saucen, gedünstetes Obst*

** Thermo-Gerstengrütze ist im Naturkostladen und Reformhaus erhältlich. Es gibt diese vorgequollene Grütze auch von Dinkel, Weizen, Hafer und als Mischung. (Firma Bauck, Firma Erdmannhauser)*

## Garverfahren – was, wofür?

***Kochen***

Garen mit (viel) Wasser bei 100° C. Geeignet für Getreide, Hülsenfrüchte

***Köcheln***

Weiterkochen bei sprudelndem Wasser

***Dünsten***

wasserarmes Garen in Töpfen mit festem Deckel bei 85-98° C.
Geeignet für Gemüse, Obst, Fisch
⇨ schonendes Verfahren, guter Aromaerhalt

***Dämpfen***

Garen mit Wasserdampf in speziellem Dämpfeinsatz bei 75 – 95°C.
Geeignet für Gemüse, Fisch, Kartoffeln
⇨ schonendes Verfahren, guter Aromaerhalt

***Druckdämpfen***

Garen im Schnellkochtopf mit Überdruck bei ca. 104-108°C .
⇨ wird nicht empfohlen

***Garen im Wasserbad***

Garen in einem zweiten Gefäß im Wassertopf. Geeignet für empfindliche Lebensmittel wie Milchspeisen, Eier, Saucen

***Nachquellen***

Gardünsten bei ausgeschalteter Herdplatte, in eingehülltem Topf oder Topf in Kochkiste. Geeignet für Getreide und Hülsenfrüchte nach der Kochphase

# Getreide-Gerichte

## Reis

### Milchreis

120 g Milch-Naturreis
250 ml Wasser
250 ml Milch
1 TL Butter
Gewürze: Salz, Zimt oder gem. Vanille

Reis mit dem Wasser erhitzen, aufkochen, langsam die Milch zugeben – nach verbrauchter Wassermenge (die Milch soll möglichst wenig erhitzt werden), ca. ½ - 1 Std. nachquellen. Salzen und würzen, Butter zugeben. Mit Zimt (evtl. Zimt-Vollrohrzucker-Mischung) bestreuen.

*Dazu passen: frisches Obst, Fruchtquark, gedünstetes Obst*

**Rote Linsen mit Reis**

60 g rote Linsen
120 ml Wasser
1 Zwiebel
1 TL Brottrunk
1 TL Öl
Gewürze: Salz, 1 TL Curry, ½ TL Schwarzkümmel

Linsen mit Wasser aufsetzen, 20-30 Min. köcheln. Zwiebel in Öl anbraten (schonend Öl-Wasser-Mischung 1:1), zu den Linsen geben, würzen und mit Brottrunk abschmecken.

80 g Reis
160 g Wasser
Gewürze: Salz, Kreuzkümmel

Natur- oder parboiled Reis in Wasser kochen (Naturreis 40 Min., parboiled Reis 15 Min.), salzen und würzen mit Linsen auf dem Teller anrichten.

## Dinkel

**Pikanter Dinkelteller**

100 g Dinkel
250 g Wasser
Gewürze: Salz

Dinkel 3-10 Std. in Wasser einweichen (z.B. über Nacht). Im Einweichwasser 30 Min. garen, 1-2 Std. nachquellen (oder Schnellkoch-Dinkel s. S. 84)

1 Zwiebel
1 EL Öl
100 g Möhren
75 g Sellerie
200 g Weißkohl
Gewürze: Salz, Kreuzkümmel

Zwiebel würfeln, in Öl anbraten, Möhren in große, Sellerie in feine Stücke schneiden, 1 Tasse Gemüsebrühe zu Zwiebeln geben und andünsten. Weißkohl in Streifen schneiden, zufügen und garen, würzen. Zum Schluss den ausgequollen Dinkel zufügen.
*Der Dinkel kann vorbereitet werden oder als Rest vom Vortag genommen werden.*

**Dinkel-Pfannkuchen** (ohne Ei)

125 g Dinkelfeinschrot
250 ml Sprudel (Mineralwasser mit Kohlensäure)
Gewürze: Salz, Koriander, gem.
Bio-Bratöl

Feinschrot mindestens 30 Min. in Sprudel einweichen. Bio-Bratöl erhitzen, Teig zu goldbraunen Pfannkuchen braten.

*Dazu passen Apfelmus, Obstsalat, Fruchtquarkspeise*

## Grünkern

**Zucchini mit Grünkernfüllung**

2 mittelgroße Zucchini
80 g Grünkern, grob geschrotet
100 g Mozzarella
1 Zwiebel
1 rote Paprikaschote
1 EL Öl
200 ml Gemüsebrühe
Gewürze: ½ Bd. Petersilie, Kräutersalz, Cayennepfeffer, Schwarzkümmel, Thymian

Grünkernschrot in 160 ml Wasser 5 Min. kochen, 15 Min. quellen lassen Die Zucchini unzerkleinert mit Salzwasser bedeckt 5 Min. garen, abkühlen, der Länge nach halbieren, das Innere entfernen, zu dem Salzwasser geben. Zwiebel schälen, würfeln und in Öl anbraten, Paprikaschote klein schneiden, zu dem Grünkern geben, kräftig würzen. Mozzarella in Würfel schneiden, mit gehackter Petersilie untermischen. Masse in die Zucchinihälften geben. Auflaufform fetten, etwas von dem Gemüsewasser und Zucchinifleisch hineingeben, gefüllte Zucchinihälften hineinsetzen und im vorgeheizten Ofen bei 200° C etwa 20 Min. überbacken.

*Variation: Statt Zucchini kann man auch Gemüsezwiebel oder Gurke verwenden*

**Grünkern-Bratlinge**

50 g grob geschroteter Grünkern
220 ml Wasser
20-30 g Vollkornbrösel (2-3 EL)
25 g Magerquark
Gewürze: Salz, Thymian, 1 Knoblauch, Schwarzkümmel, geh. Petersilie
1 kleine, gewürfelte Zwiebel
Bio-Bratöl

Grünkernschrot in Wasser 5 Min. kochen und ca.15 Min. quellen lassen, ab und zu umrühren. Den Schrot abkühlen lassen, mit Brösel, Salz, Gewürzen und Zwiebelwürfeln vermengen, 10 Min. ziehen lassen. Kräftig abschmecken und 4 flache Bratlinge formen. In heißem Bratöl braten.

## Hirse

**Gemüseeintopf mit Hirse**

60 g Hirse
200 ml Wasser
100 g Möhren
50 g Lauch

50 g Kohlrabi
2 EL Öl
Gewürze: Liebstöckel, Petersilie, Bockshornklee, Salz

Wasser erhitzen, Hirse zufügen und 15 Min. köcheln, Gemüse putzen und klein schneiden, mit Öl und Wasser und Bockshornklee 10 Min. garen, zur Hirse geben, weitere 10 Min. heiß halten, bis gewünschte Weichheit erreicht ist, abschmecken mit den Gewürzen.

**Hirsebacklinge**

100 g Hirse
250 ml Wasser
200 g Möhren
200 g Zucchini
Gewürze: Salz, ½ TL Curry, Koriander, gem. Pfeffer, Petersilie, Zwiebelgrün
2 EL Vollkorn-Paniermehl
2 EL weiche Butter zum Bestreichen

**Hinweis:**
***Backlinge*** werden im Backofen auf dem Blech gebacken. ***Bratlinge*** mit Fett auf der Pfanne gebraten. Backlinge sind verträglicher, Bratlinge schmecken kräftiger und aromatischer

Die Hirse im Wasser aufkochen, 15 Min. köcheln, die Möhren und Zucchini raspeln, auf die Hirse legen und 5 Min. mitgaren. Würzen, abkühlen lassen. Paniermehl unterrühren, Backlinge formen, auf ein Backblech setzen, mit Butter bestreichen und bei 200° C etwa 15 Min. backen, danach die Backlinge wenden, die neue Oberseite buttern und nochmals 10 Min. backen lassen.

## Roggen

**Roggengrütze mit Rotkohl**

100 g Roggengrütze
200 ml Wasser
Gewürze: Salz

Roggen für die Leberschonkost, Rotkohl enthält Anthocyane

Wasser erhitzen, Grütze zufügen, 10 Min. kochen, 20 Min. nachquellen, salzen.

300 g Rotkohl
1 kl. Apfel
Gewürze: Salz, 1 kl. Lorbeerblatt, 1 Nelke, etwas Pfeffer, Koriander, Spur Ingwer
etwas Apfelessig oder Brottrunk
etwas Butter

Rotkohl und Apfel klein schneiden, mit Salz, Lorbeerblatt, Nelke und etwas Wasser aufkochen, 20 Min. köcheln, mit Apfelessig und Butter abschmecken, Lorbeerblatt und Nelke entfernen.
Zu diesem Gericht passen Kräuter- oder Bechamelsauce.(S. 92)

*Bei Zugabe von Essig (Säure) wird der Rotkohl rot, bei Zugabe von Milch (Base) wird Rotkohl blau (Blaukraut).*

## Hafer

### Hafer mit Möhrengemüse

100 g Hafer
250 g Wasser
*Gewürz:* Salz

Hafer in Wasser 45 Min. garen, salzen und würzen.

½ EL Butter
1 TL ger. Ingwer (1/2 TL Ingwerpulver)
200 g Möhren
Gewürze: Koriander, gem., Salz

Butter zerlassen, Möhren in Scheiben schneiden, mit dem Ingwer und etwas Wasser darin dünsten, bis sie bissfest sind. Würzen. Zu dem ausgequollenen Hafer essen.

## Mais

### Käse-Polenta mit Brokkoli

90 g Maisgrieß (Polenta)
300 ml Wasser oder Gemüsebrühe

100 g Brokkoli
1 TL Öl
100 g Hartkäse
Gewürze: Senfmehl (gemahlene Senfkörner), Kräutersalz

Maisgrieß in Wasser oder Gemüsebrühe aufkochen, 15 Min. leicht köcheln, mehrmals umrühren, luftig schlagen. Brokkoli in Röschen teilen, mit Öl und etwas Wasser auf Biss garen, zu dem gequollenen Maisgrieß geben, kräftig würzen. Auf ein gefettetes Backblech streichen, mit Käse überstreuen und bei 180° C etwa 20 Min. backen.

*Variation:*

- Die Polenta kann auch ohne Überbacken gegessen werden. Dazu den Brokkoli fertig garen. Polenta im Topf gut würzen und auf Teller anrichten, Brokkoli dazureichen, mit Käse überstreuen.
- Reste von Gemüse und Polenta können auch am nächsten Tag überbacken werden.

## Buchweizen

**Buchweizenauflauf**

80 g Buchweizen
160 g Wasser
250 g Gemüse wie Möhren, Pastinaken, Brokkoli oder Möhren, Lauch, Sellerie
1 EL Öl
40 g ger. Käse
Gewürze: Salz, 3 Pimentkörner, Majoran, Paprika, Muskat, Petersilie

Buchweizen mit Pimentkörnern und Wasser aufkochen, 5-10 Min. kochen, 30 Min. nachquellen. Gemüse putzen, klein schneiden in Öl und etwas Wasser bissfest dünsten.

***Als Pfannengericht*** alles in die Pfanne geben, würzen, mit Käse bestreuen und noch ca. 10 Min. erhitzen.
***Als Auflauf:*** Alles mischen und in gefettete Auflaufform geben und bei 200° C 30-40 Min. backen. Auflaufgerichte lassen sich gut aus Gemüse- und Getreideresten zubereiten.

## e) Saucen

### Salbeisauce

100 ml Gemüsebrühe
20 g Weizenfeinschrot
100 ml Milch
Gewürze: 4-5 frische Blätter Salbei, Curry, Salz, etwas Agavendicksaft
1-2 EL Sahne zum Verfeinern

Gemüsebrühe zum Kochen bringen, Schrot mit etwas Flüssigkeit anrühren, in die Brühe geben und aufkochen. Milch zufügen und ausquellen lassen, Salbei fein zwischen den Händen reiben oder sehr klein schneiden, restliche Gewürze zufügen und mit Sahne verfeinern.

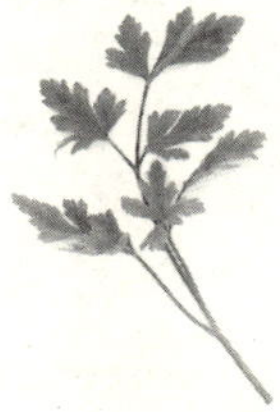

### Kräutersauce

100 ml Milch
100 ml Wasser
2 EL Reismehl
Gewürze: Kräutersalz, Thymian, Pr. Ingwer,
½ Bd. gehackte Petersilie

Reismehl in den Topf geben, Milch und Wasser löffelweise dazu rühren, unter Rühren zum Kochen bringen, 10 Min. nachquellen. Kräuter zugeben und 5 Min. ziehen lassen.

### Béchamel-Sauce

125 ml Gemüsebrühe
75 ml Wasser
75 ml Sahne
3 EL Gerstenfeinschrot (fein gemahlene Gerste)
½-1 EL Butter
Gewürze: ½ Lorbeerblatt, Meersalz, Pfeffer, Kurkuma

Gerstenfeinschrot leicht anrösten, mit Flüssigkeiten auffüllen, 15 Min. köcheln, würzen.

**Tzatziki** **kalte Sauce für warme Tage**

| | | |
|---|---|---|
| ½ | | Salatgurke |
| 125 | g | Quark |
| 100 | g | Joghurt |
| 1-2 | EL | Olivenöl |

Gewürze: Salz, 2 Knoblauchzehen, Pfeffer, Dill

Gurke schälen, sehr fein reiben, salzen und ½ Std. durchziehen lassen. Quark, Joghurt und Öl vermischen, Knoblauchzehen zerdrücken, Gurken abtropfen lassen zum Quark geben und abschmecken.

## f) Nachspeisen

**Quarkspeise**

| | | |
|---|---|---|
| 60 | g | Magerquark |
| ½ | EL | Schweden- oder Buttermilch |
| 1 | EL | Sahne, geschlagen |
| 60 | g | Obst der Jahreszeit (Kirschen, schwarze Johannisbeeren) oder gedünstetes Obst |

Gewürze: gem. Vanille, Zimt

Quark mit der Schwedenmilch glatt rühren und würzen. Geraffeltes oder kleingeschnittenes Obst hinzufügen und Sahne unterziehen.

**Apfel-Creme mit Walnüssen**

| | | |
|---|---|---|
| 40 | g | Weizenfeinschrot |
| 250 | ml | Wasser |
| 1 ½ | EL | Honig |
| 1 ½ | | Apfel |
| | | Zitronensaft |
| 50 | ml | süße Sahne |

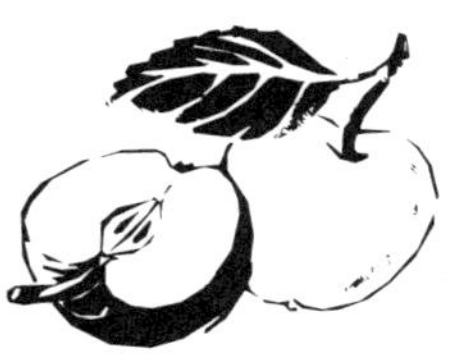

Gewürze: gem. Vanille, Zimt, Pr. Salz
gemahlene Walnüsse

Weizenfeinschrot in Wasser aufkochen und ca. 15-20 Min. nachquellen, salzen und Vanille zugeben. Äpfel raffeln, Zitronensaft auspressen mit Honig zum Brei geben. Sahne schlagen und mit Zimt unterziehen. Gemahlene Walnüsse darüber streuen.

**Trockenobst-Speise**

50 g Trockenobst (Birnen, Pflaumen, Aprikosen, Äpfel)
125 ml Wasser
50 ml Milch
1-2 TL Grieß
Gewürze: Zimt, Ingwer
Sahne zum Garnieren

Obst über Nacht (10-12 Std.) in Wasser einweichen, dann im Einweichwasser aufkochen, Milch zufügen, pürieren, Grieß und Gewürze einrühren, einmal kurz aufkochen, 5 Min. quellen, dann abkühlen lassen, mit geschlagener Sahne garnieren.

**Kirschflammeri**

250 g Kirschen, entsteint
60 ml Wasser
Saft einer ½ Zitrone
1-2 EL Hafer, fein gemahlen
1 TL Honig
evtl. Schlagssahne zum Garnieren

Kirschen im Wasser mit Zitrone 15 Min. kochen, dann pürieren. Unter die heißen Kirschen das Hafermehl streuen, einmal aufkochen und alles 10 Min. quellen lassen. Mit Honig abschmecken. Wenn gewünscht mit etwas geschlagener Sahne verfeinern.

## Kalte Küche und Abendessen

*Abendgerichte sollen die Verdauung nicht zu sehr belasten. Gemäß dem Leberrhythmus sind leicht verdauliche Kohlenhydrate empfeh-*

*lenswert. Von den Getreidearten sind vor allem Hirse, Hafer, Grünkern, Dinkel oder Buchweizen günstig. Fett ist sparsam zu verwenden und beim Eiweiß sind Sauermilchprodukte, magerer Käse und Quark zu empfehlen. Ebenso können Salat oder rohe Gemüsestückchen dazu gehören (ca. 100 g), ein gehaltvollerer Getreidesalat kann gut vorbereitet werden und stellt eine Abendmahlzeit oder auch ein Mittagessen in warmer Sommerzeit da.*

## a) Getreidesalate

### Hirse-Rote Bete-Salat

| | | |
|---|---|---|
| 20 | g | Hirse |
| 60 | g | Wasser |
| 75 | g | Rote Bete |
| ½ | | Apfel |
| 50 | ml | Buttermilch |
| ½ | EL | Öl |

*Gewürze:* Salz, Ingwer, Anis

Hirse in kochendes Wasser geben, 15 Min. köcheln, salzen, 20-30 Min. nachquellen. Die Rote Bete schälen, raffeln und weich kochen. Apfel klein schneiden mit Hirse und der Roten Bete vermischen. Buttermilch und Öl zufügen. Abschmecken und ½ Std. ziehen lassen.

### Cous-Cous-Salat mit bunten Gemüse

| | | |
|---|---|---|
| 40 | g | Cous-Cous |
| 100 | ml | Gemüsebrühe oder Wasser |
| 1 | | Möhre |
| 60 | g | Zucchini |
| 60 | g | Brokkoli |
| 1 | | kl. Apfel |
| 60 | g | Dickmilch |
| 2 | EL | Brottrunk |
| 1 | EL | Sonnenblumenöl |

Gewürze: 1-2 TL Senf (aus dem Glas), Salz, Koriander, gem., 2 EL gehackte frische Kräuter (z.B. Petersilie, Schnittlauch, Borretsch, Basilikum)

Cous-Cous mit Wasser bedecken, 10 Min. einweichen. Anschließend mit etwas Öl in der Pfanne dünsten. Gemüse klein schneiden, 10 Min. mit etwas Wasser andünsten. Apfel in dünne Scheiben schneiden, mit gedünsteten Gemüse und Cous-Cous zusammengeben. Aus Brottrunk, Kräutern und Dickmilch Salatsauce bereiten. ½ Std. ziehen lassen.

*Dieser Salat eignet sich zum Vorbereiten (hält im Kühlschrank 2-3 Tage), er kann auch aus Cous-Cous Resten zubereitet werden.*

**Nudelsalat**

150 g Nudeln
1 TL Öl
1 TL Salz
2 Schalotten
1 rote Paprikaschote
150 g Zuckerschoten

*Salatsauce:*
3 EL Olivenöl
1 EL Brottrunk
Gewürze: Kräutersalz, gem. Koriander,1 TL Senf, 1 Bd. Schnittlauch

Nudeln in kochendem Salzwasser mit einem TL Öl gar kochen. Kalt abschrecken, abkühlen lassen. Die Schalotten und Paprikaschote klein schneiden. Die Zuckerschoten putzen, in Salzwasser 2 Min. blanchieren. Sauce bereiten, alles vermischen und abschmecken.

**Gersten-Gemüseallerlei, milchsauer**

50 g Gerste
150 ml Wasser
Gewürze: Salz

Gerste mind. 1-10 Std. einweichen (z.B. über Nacht), 1 Std. kochen, 1-2 Std. nachquellen, salzen.

300 g milchsaures Gemüseallerlei (gemischtes Sauer-Gemüse)
1 kl. Zwiebel
1 EL Öl
Gewürze: Estragon, Liebstöckel, Paprika, Petersilie, Salz

Zwiebel fein hacken, mit der gekochten Gerste und dem Gemüseallerlei vermischen, Gewürze und Öl zufügen, durchziehen lassen.

*Hierfür können Reste von gekochtem Getreide verwendet werden. Es schmeckt auch mit Hafer, Dinkel, Weizen oder Roggen.*

## b) Brotaufstriche

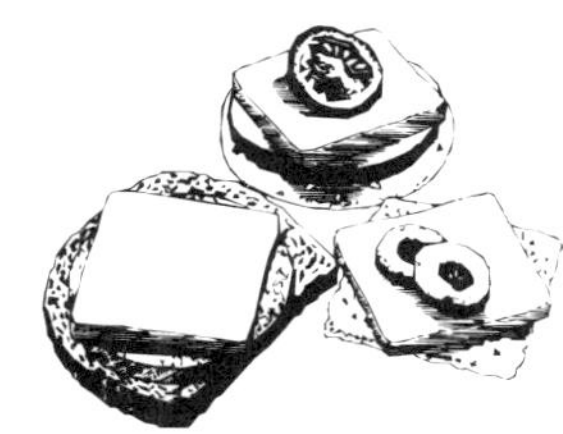

*Brotaufstriche ergänzen das kohlenhydrathaltige Brot – sie sollen appetitanregend und ansprechend sein. Meist dominieren Käse und Wurst. Hier werden Alternativen gezeigt, die Gemüse und Leinöl verwenden. Auch bei Verwendung von Käse oder Wurst sollte man immer eine Scheibe Gurke, Radieschen, Kresse, Rucola oder Basilikumblatt, Petersilie oder dünne Möhrenscheibe auf den Belag geben.*

### Quark-Leinöl-Aufstrich

125 g Quark
2 EL Milch
3 EL Leinöl
Gewürze: Pr. Kräutersalz, Thymian, 1 Knoblauchzehe

Knoblauchzehe pressen, mit allen Zutaten vermischen.

*Der Aufstrich kann gut auf Brot, zu Backlingen oder gekochtem Getreide (z.B. Kochdinkel) gegessen werden. Leinöl ist aufgrund seiner hochungesättigen Fettsäuren nur kurze Zeit haltbar, es wird deshalb in kleinen Fläschchen gekauft.*

**Angemachter Camembert**

125 g reifer Camembert
50 g Butter
1 kleine feingeschnittene Zwiebel
etwas Milch
Gewürze: Paprika, Kräutersalz, Pfeffer oder Cayenne

Camembert mit der Butter zerdrücken, Zwiebel und Gewürze zufügen, abschmecken.

**Avocadocreme**

1 vollreife Avocado
1 EL gem. Mandeln
Saft einer halben Zitrone
Gewürze: Salz, Pfeffer, Schwarzkümmel

Die Avocado halbieren und den Kern herausnehmen. Die Avocadohälften mit einem kleinen scharfen Messer rasch schälen und sofort mit dem Zitronensaft beträufeln, damit sich das Fruchtfleisch nicht zu stark verfärbt. Das Fruchtfleisch mit einer Gabel zerdrücken, mit den Mandeln zu einer glatten Paste verrühren und mit Gewürzen abschmecken.

*Avocadocreme hält im Kühlschrank 2- 4 Tage, dunkelt aber oft nach.*

## c) Brot

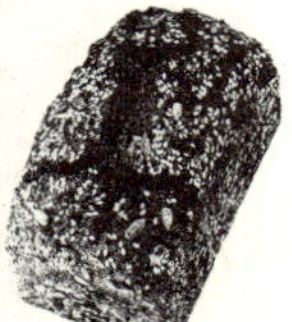

*Viele Brote und die meisten Brötchen werden mit Hefe hergestellt. Wenn man dies nicht möchte, kann man Teiglockerungsmittel wie Sauerteig oder Backferment verwenden. Solche Brote und Brötchen sind auch im Naturkosthandel und Reformhaus erhältlich.*

*Wer selber backen möchte, findet entsprechender Literatur viele Anleitungen.*[22] *Für die Benutzer eines Brotbackautomaten gibt es hier eine Anleitung für Backferment-Brot von der Firma Sekowa*[23].

**Dinkelschrotbrot für 1 kg Getreide**

*Geben Sie in den Brotbackautomaten:*

1. 10 g Sekowa Grundansatz ) mit einem Teil des Wassers
2. 3 g Sekowa-Spezial-Backferment ) klümpchenfrei auflösen
3. 250 g Wasser
4. 300 g Dinkelschrot, fein gemahlen
5. Menü-Taste auf „Teig" stellen
6. Start-Taste drücken
7. Nach ca. 5 Min. mit Spachtel den restlichen Schrot an der Behälterwand und aus den Ecken ablösen und untermischen, so dass eine homogene Masse entsteht.
8. Nach 10 Min. Stop-Taste drücken.
9. 430 g warmes Wasser (ca. 35° C) auf den Ansatz schütten
10. 700 g Dinkelschrot, fein gemahlen
11. 20 g Salz
12. Menü-Taste auf „Vollkornbrot" (bzw. wenn kein Vollkorn vorhanden auf „französisch")
13. Bräunungstaste auf „dunkel"
14. Zeitwahltaste auf 12 Std. stellen
15. Starttaste drücken

**Weizen-Roggen-Vollkorn-Mischbrot für 1 kg Getreide**

*Geben Sie in den Brotbackautomaten:*

1. 10 g Sekowa Grundansatz ) mit einem Teil des Wassers
2. 3 g Sekowa-Spezial-Backferment ) klümpchenfrei auflösen
3. 450 g Wasser
4. 300 g Roggenschrot, fein gemahlen
5. 100 g Weizenschrot, fein gemahlen
6. Menü-Taste auf „Teig" stellen

---

[22] siehe Fußnote 18.

[23] Firma Sekowa Seibold KG, Florstadt

7. Start-Taste drücken
8. Nach ca. 5 Min. mit Spachtel den restlichen Schrot an der Behälterwand und aus den Ecken ablösen und untermischen, so dass eine homogene Masse entsteht.
9. Nach 10 Min. Stop-Taste drücken.
10. 300 g warmes Wasser (ca. 35° C) auf den Ansatz schütten
11. 600 g Weizenschrot, fein gemahlen
12. 20 g Salz
13. Menü-Taste auf „Vollkornbrot" (bzw. wenn kein Vollkorn vorhanden auf „französisch")
14. *Bräunungstaste* auf „dunkel"
15. Zeitwahltaste auf 12 Std. stellen
16. *Starttaste* drücken

## Getränke, Tee

*Reichliches Trinken von täglich 1,5-2 Litern gehört zur gesunden Ernährung. Dabei bieten sich Getränke vom Wasser über Tees und milchsaure Getränke an bis zu nahrhaften Milchmischgetränken. Kräutertees besonders Heiltees sollte man des öfteren – mindestens wöchentlich – wechseln.*

### Rote Bete-Saft, milchsauer

- Saft mischen mit Schweden- oder Buttermilch 1:2, evtl. würzen mit etwas Ingwer (3 x täglich 100 ml trinken)
- Saft mischen mit Brottrunk (Kwass) und Mineralwasser.

### Brennnessel-Trunk

1 l Wasser
1 Handvoll frische Brennnesseln

Brennnessel mit kaltem Wasser bedeckt 10 - 14 Std. im kühlen Raum ansetzen, abseihen. Mit wenig Honig, Zitronensaft oder Brottrunk, etwas Salz abschmecken.

**Brottrunk (Kwass)**

3x täglich jeweils 100 ml trinken vor den Mahlzeiten. Evtl. verdünnen mit kaltem Mineralwasser.

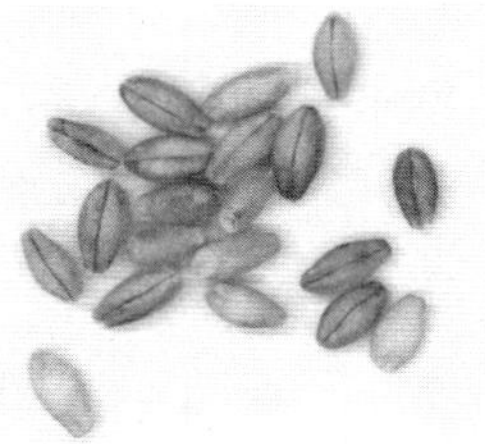

**Gerstenwasser (barley water)**

100 g Gerste
2 l Wasser
300 ml Fruchtsaft
2 EL Apfel- oder Birnendicksaft
Gewürze: 2 Feigen, 1/2 Stange Zimt, evtl. Nelke und Ingwer, 1 Pr. Salz

Die Gerste 3 Std. mit 2 l Wasser einweichen, aufkochen und 2 Stunden köcheln mit den Zutaten *außer* Fruchtsaft und Dicksaft. Gerste auf ein Sieb schütten; das Gerstenwasser abkühlen lassen, mit den Fruchtsäften abschmecken. Es kann heiß oder kalt getrunken werden. Die Menge ergibt ca. 2 l fertiges Getränk.
Die Gerste kann für Speisen verwendet werden, Gerstenwasser ist 2-3 Tage im Kühlschrank haltbar.

**Hafergetränk**

2-3 EL Haferflocken
400 ml Wasser
1-2 TL Honig
Gewürze: etwas Salz, 1 Kardamom Kapsel, 2-3 Koriandersamen

Haferflocken in Salzwasser mit Kardamom kochen, 20 Min. köcheln lassen, Flocken absieben, mit Honig abschmecken.

**Sauermilch-Getränk**

100 ml Sauer-, Butter- oder Schwedenmilch
100 ml Fruchtsaft (Kirsche, Johannisbeere, rote Traube)
*Gewürze:* Zitronensaft, Zimt, Vanille

**Buttermilch-Mix**

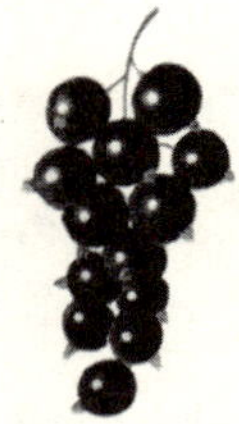

125 ml Buttermilch
100 ml schwarzer Johannisbeersaft

**Molke-Getränk**

150 ml Molke
50 ml Fruchtsaft (Kirsche, Johannisbeere, rote Traube)

**Gemüsesaft nach Breuß**

100 g Möhre
100 g Rote Bete
100 g Sellerie
30 g Rettich
Gemüse im Entsafter entsaften.

*Diesen Gemüsesaft gibt es auch fertig im Handel zu kaufen (Reformhaus, Naturkostladen)*

**Leinsamentee**

1-2 TL Leinsamen pro Tasse
Mit Wasser aufkochen, 10 Min. köcheln lassen.
Bei Verwendung von aufgebrochenen Leinsamen (Reformhaus) verstärkt sich die Schleimwirkung.

*Leinsamen enthält Schleimstoffe, die einen gereizten Magen beruhigen können.*

**Kräutertees**

***Pfefferminze***

1 TL Pfefferminze pro Tasse
Mit heißem Wasser aufgießen, 5 Min. ziehen lassen.

*Pfefferminze wirkt krampflösend (Magen, Darm), beruhigend (gegen Nervosität und Stress), galletreibend, entzündungshemmend.*

*Ingwer-Gewürztee* (gegen Erkältungen)

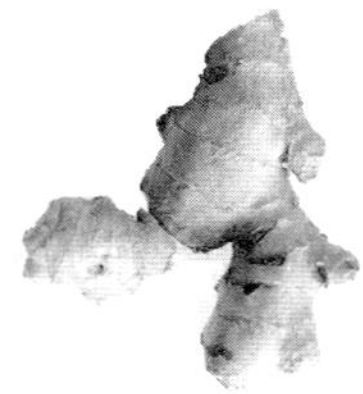

½ TL Anis
¼ TL Ingwerpulver
¼ TL Salbei

Zutaten in Teefilter geben, mit ¼ l kochendem Wasser überbrühen und 10 Min. ziehen lassen. Auf Wunsch mit Honig süßen. Täglich 1-2 Tassen trinken.

***Ingwer-Zitronenmelisse-Tee***

¼ TL Ingwerpulver
2-3 Blätter Zitronenmelisse

Mit heißem Wasser aufgießen, 5 Min. ziehen lassen.

*Ingwer wirkt gegen nervösen Magen, gegen Erkältung, wärmend und stimmungsaufhellend.*

***Zitronenmelisse***

1 TL Zitronenmelisse (oder 1 frisches Blatt) pro Tasse

Mit heißem Wasser aufgießen, 5 Min. ziehen lassen.

*Zitronenmelisse steigert den Appetit, wirkt gegen Verdauungskrämpfe, Kopfschmerzen und gegen Nervosität.*

***Salbei***

1 Blatt Salbei pro Tasse

Mit heißem Wasser aufgießen, 5 Min. ziehen lassen.

*Salbei wirkt entzündungshemmend, schweißhemmend, gegen Durchfall, verdauungsfördernd.*

***Tausendgüldenkraut***

½ TL Tausendgüldenkraut pro Tasse

Mit heißem Wasser aufgießen, 5 Min. ziehen lassen.

*Tausendgüldenkraut wirkt appetitfördernd und magenstärkend.*

## Obst und Obstspeisen

*Obst zählt zu den gesundheitsförderlichen Lebensmitteln, von denen man täglich mindestens 200–250 g essen sollte. Am besten gewöhnt man es sich an, täglich regelmäßig ein Stück Obst zu essen. Aber auch ein Obstsalat, Kompott, Fruchtsauce oder Fruchtsaft tragen zur Bedarfsdeckung bei. Vielfach steigert es auch den Verzehr bei „Obstmuffeln", wenn man vorher die Früchte klein schneidet, Kerne bei Pfirsichen, Nektarinen entfernt, Kerngehäuse bei Äpfeln, Birnen aussticht oder Orangen schält und in Scheiben trennt.*

### Beeren-Obstsalat

200 g Brom-, Him-, Johannis-, Erd-, Heidelbeeren (was vorhanden)
1 Apfel
etwas Honig

Apfel in Würfel schneiden, mit Beeren mischen und Honig beträufeln, ½ Std. ziehen lassen.

### Weintraubensalat

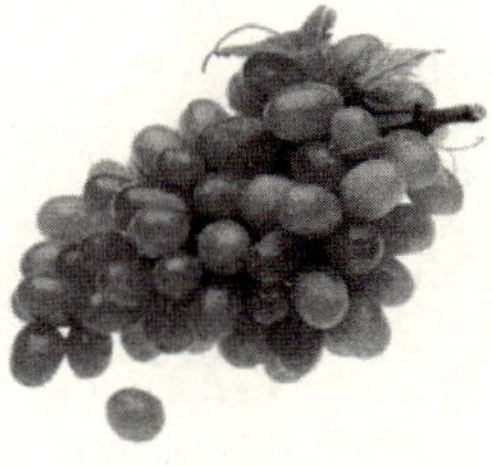

200 g Weintrauben (blau und weiß)
1 Birne
1 Apfel
100 ml Apfelsaft
50 ml Sahne

Apfel und Birne in kleine Würfel schneiden, mit Apfelsaft bedecken. Weintrauben auf Wunsch halbieren. Mit Sahne verfeinern.

**Reifezeiten des heimischen Obstes**

| Frühling | Sommer | Herbst |
|---|---|---|
| Erdbeere | (Apfel), Aprikose, Brombeere, Heidelbeere, Himbeere, Johannisbeere, Kirsche, Melone, Mirabelle, Nektarine, Pfirsich, Pflaume, Preiselbeere, Reneclaude, Stachelbeere | Apfel, Birne, Hagebutte, Holunder, Quitte, Sanddorn, Weintraube |

**Winter-Obstsalat**

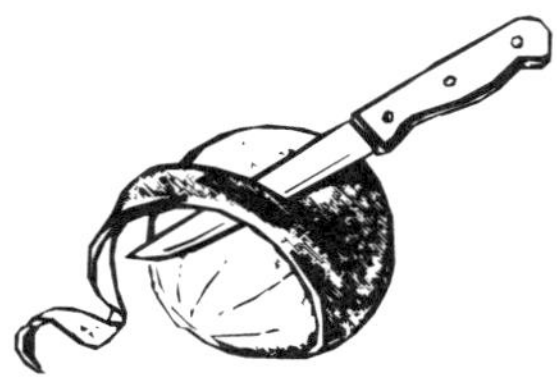

| | | |
|---|---|---|
| 1 | | Banane |
| 1 | | Orange |
| 1-2 | | Mandarinen |
| 1 | | Apfel |
| 1 | EL | grob gehackte Mandeln |
| 1 | EL | Korinthen |
| 1 | TL | Sonnenblumenkerne |
| 3 | EL | Sahne |

Gewürze: gem. Vanille, Kardamom

Obst zerkleinern, mit übrigen Zutaten mischen, abschmecken.

**Frische Obst-Sauce**

Obst wie Heidelbeeren, schwarze Johannisbeeren, entsteinte Kirschen

Menge nach Bedarf mit dem Pürierstab zerkleinern. Als Fruchtsauce zu süßem Mais- oder Grießbrei essen.

## Aufbaukost – leichte Speisen

*Die Aufbaukost zeichnet sich durch leichte Verträglichkeit und durch konzentrierte Nährstoffe aus. Sie kann bei Essstörungen im Rahmen einer Therapie, bei Kau- und Schluckbeschwerden und bei Beeinträchtigungen von Mund, Gaumen, Hals und Speisröhre geeignet sein. Fast alle Rezepte lassen sich süß oder pikant abschmecken – je nach Geschmacksvorliebe.*

**Bananen-Hafer-Trank**

2 EL Haferflocken
1 reife Banane
etwas Zitronensaft
1 TL Agavensirup

Haferflocken in 4 EL Wasser einweichen, 10 Min. aufkochen, Banane mit Gabel zerdrücken, mit Zitronensaft beträufeln, süßen, alles mischen, evtl. alles pürieren

**Hirse-Möhren-Trank**

3 TL Hirse
1 (60 g) Möhre
2 EL Apfelmus
1 EL Mandelmus

Möhre schälen, klein schneiden, mit Hirse in 300 ml Wasser einweichen, 15 Min. kochen, mit den restlichen Zutaten pürieren.

**Weizengrassaft (zur Kräftigung)**

Weizenkörner in dünner Schicht mit der doppelten Menge kaltem Wasser in Schale einweichen. Nach 36 Stunden die Körner nur noch feucht lassen (Keimschale, Glasgefäß, Mulltuch etc.) 2x täglich spülen. Den grünen Keimling („Weizengras“) auf 6 cm Höhe wachsen lassen. Frühmorgens eine Handvoll Gras auskauen. Das Gras selber nicht essen. Nachher ein Glas Mineralwasser trinken.

*Weizengrassaft regt die Verdauung an und wirkt basenbildend.*

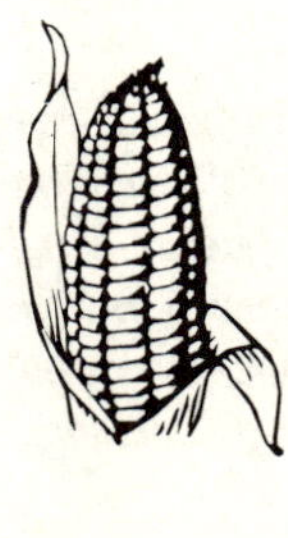

**Maisbrei**

60 g Maismehl (Kukuruz)
240 ml Wasser
Gewürze: Salz
etwas Butter

Maismehl in kochendes Salzwasser einrühren, aufkochen und ca. 20 Min. nachquellen lassen. (*Kukuruz ist feiner als Polenta – wichtig für Menschen mit Schluckbeschwerden*)

*Maisgrieß kann süß gegessen werden mit etwas Obstdicksaft oder Honig gewürzt mit gem. Vanille und Zimt oder auch pikant mit 2 EL Doppelrahmkäse (oder Quark), Petersilie und z.B. Pizzakräutern.*

**Grießbrei mit Banane**

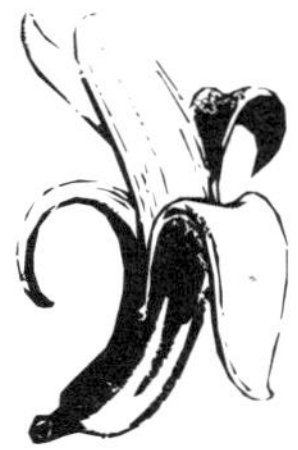

| | | |
|---|---|---|
| 50 | g | Vollkorngrieß (Weizen oder Dinkel) |
| 200 | ml | Wasser |
| 300 | ml | Milch |
| 1 | EL | Ahornsirup |
| 1 | | Banane |

Gewürze: Pr. Salz, gem. Vanille

Flüssigkeit mit Grieß erhitzen, 3 Min. kochen, 10 Min. nachquellen. Banane mit Gabel zerdrücken, unter den Brei rühren, nach Belieben mit Ahornsirup süßen, mit Vanille und Pr. Salz abschmecken.

**Gersten-Apfel-Brei**

| | | |
|---|---|---|
| 50 | g | Gerste, fein geschrotet oder Gersten-TAU* |
| 250 | ml | Wasser (oder 125 ml Wasser und 125 ml Milch) |
| 1 | TL | Zuckerrübensirup oder Ahornsirup |
| 1 | geriebener Apfel (oder Birne, Kirschen) | |
| 1 | EL | Sahne bei Verträglichkeit |

Gewürze: Salz, Zimt oder Ingwer

Gerstenfeinschrot oder TAU mit der Flüssigkeit unter Rühren aufkochen, 5 Min. köcheln lassen. Geriebenen Apfel oder anderes Obst hineingeben, würzen. Wenn vertragen, mit Sahne verfeinern.

** TAU ist ein besonders aufgeschlossenes Getreideprodukt, vor allem für Ernährungsbedürfnisse von Senioren, Kindern oder in der Rekonvaleszenz. Firma Erdmannhauser Getreideprodukte GmbH (in Naturkostläden)*

## Anhang

### Gewürztabelle

| Gewürz | Verwendung für | Gewürz | Verwendung für |
|---|---|---|---|
| Basilikum | Hülsenfrüchte, Salate | Majoran | Wurst, Salate, Saucen, Getreide |
| Bockshorn-klee | Quark, Reis, Salate, Gemüse | Muskat-nuss | Kohl, Fleisch, Käsege-richte, Saucen |
| Bohnen-kraut | Bohnen, Hafer, fette Speisen, | Nelke | Kompott, Rot-, Sauer-kraut, Fischmarinade |
| Boretsch | Suppen, Salat, Gemüse | Oregano | Pizza, Paprikagemüse, Zucchini |
| Dill | Eier, Quark, Saucen, Sa-late, Grünkern | Paprika | Gurken, Fleisch, Geflü-gel, Salate, Pizza, Käse |
| Estragon | Butter, Essig, Lamm, Geflügel | Pfeffer | Suppen, Salate, Fleisch, Gemüse, Käse, Reis |
| Ingwer | Gebäck, Konfekt, Sau-cen, Suppen | Piment | Sauerbraten, Marinade, Wild, Obstsalate |
| Kerbel | Suppen ,Saucen, Eier, Quark, Reis | Salbei | Geflügel, Fleisch, Sau-cen, Gerste |
| Koriander | Brot, Gebäck, Weizen, Reis, Dinkel, Einmach-gewürz | Schnitt-lauch | Suppen, Saucen, Gemü-se, Bratlinge, Fisch, Eier, Quark |
| Kreuzküm-mel | Gemüse, Reis, Cous-Cous, Käse | Schwarz-kümmel | Fladenbrot, Gemüse, Lamm, Geflügel |
| Kümmel | Brot, Gebäck, Kohl, Suppen, Saucen, Käse | Senf | Saucen, Salate, Kohl, fet-tes Fleisch, Fisch |
| Liebstöckel | Suppen, Salate, Hirse | Thymian | Fleischgerichte, Pizza, Gerste, Roggen, Reis |

## Mengentabelle (pro Person)

| | | | |
|---|---|---|---|
| **Suppe** | | **Getreide** | |
| als Hauptgericht | 400 ml | als Hauptgericht | 80 g |
| als Vorspeise | 250 ml | als Beilage | 50 g |
| **Gemüse** | | **Nudeln** | |
| als Beilage | 200 g | als Hauptgericht | 100 g |
| für Suppe | 125 g | als Beilage | 60 g |
| **Salat** | 100-150 g | **Dessert** | 150 g |
| | | Obst für Kompott | 50 g |

## Löffelmaße in g

| | pro TL | pro EL |
|---|---|---|
| Butter | 5 | 15 |
| Getreide, ganz | 4 | 14 |
| Getreideflocken | 2 | 7 |
| Haselnüsse, gemahl. | 2 | 5 |
| Haselnüsse, gehackt | 3 | 10 |
| Honig, Sirup | 10 | 20 |
| Joghurt, Dickmilch | 7 | 20 |
| Mehl, Schrot | 3 | 10 |
| Öl | 3 | 10 |
| Quark | 8 | 25 |
| Rosinen | 7 | 20 |
| Sahne | 5 | 15 |
| Salz | 5 | - |
| Sonnenblumenkerne | 3 | 10 |
| Vollrohrzucker | 5 | 10 |
| Wasser, Milch, Saft | 5 | 15 |

## Broschüren

Beiträge zum Verständnis einer menschengemäßen Ernährung. *Schriftenreihe des Fördervereins Sanatorium Schloss Hamborn*. Nr. 3. 1995

Hinweise für eine gesunde Ernährung. *Lukas Klinik Arlesheim* o.J.

*Hans Werner*: Ernährungsratschläge für Gesunde und Tumorkranke. Niefern-Öschelbronn.

*Deutsches Institut für Ernährungsforschung (Hrsg.)*: Krebsprävention durch Ernährung. Bergholz-Rehbrücke 2000. www.dife.de

## Bücher

*Fintelmann, Volker*. Krebssprechstunde. Stuttgart 1994

*Fintelmann, Volker* (Hrsg.): Onkologie auf anthroposophischer Grundlage. Loseblattwerk mit Register.

*Flemmer, Andrea*: Das Anti-Krebs-Kochbuch. Melsungen 2003

*Kretschmer, Christine; Herzog Alexander:* Gesunde Ernährung bei Krebs. 13. Aufl. Stuttgart 2002

*Wagner, Richard*: Krebs – den Lebensfaden wiederfinden. Stuttgart 2003

## Adressen

### Anthroposophische Kliniken oder Abteilungen

Gem.-Krankenhaus Havelhöhe
Kladower Damm 221
14089 Berlin
Tel. 030-365010
www.havelhoehe.de

Asklepios Westklinikum Hamburg- Abt. Innere und Anthroposophische Medizin,
Suurheid 20, 22559 Hamburg
Tel. 040-8191-0
www.asklepios.com/hamburgrissen

Reha-Klinik Schloss Hamborn
33178 Borchen,
Tel. 05251-3886-0
www.schloss-hamborn.de

Krankenhaus Lahnhöhe
Am Kurpark 1
56112 Lahnstein
Tel. 02621-9150
www.lahnhoehe.de

Gem. Krankenhaus Herdecke
Beckweg 4
58313 Herdecke
Tel. 02330-620
www.gemeinschaftskrankenhaus.de

Gemeinnütziges. Gem.-Krankenhaus
Filderklinik
Im Haberschlai 7
70794 Filderstadt
Tel. 0711-7703-0
www.filderklinik.de

Klinik Öschelbronn
Am Eichhof
75223 Niefern-Öschelbronn
Tel. 07233-680
www.klinik-oeschelbronn.de

Paracelsus-Krankenhaus
Burghaldenweg 60
75378 Bad Liebenzell
Tel. 07052-9250
www.paracelsus-krankenhaus.de

Sonneneck Rehaklinik für
anthroposophische Medizin
Kanderner Str. 18
79410 Badenweiler
Telefon: 07632 7520
www.sanatorium-sonneneck.de

Sanatorium Haus am Stalten
Staltenweg 25
79585 Steinen
Tel. 07629-9109-0
www.stalten.de

*Schweiz*
Ita-Wegman Klinik
Pfeffinger Weg 1
CH-4144 Arlesheim
Tel. ++41-61-705 71 11
www.wegmanklinik.ch

Lukas-Klinik
Pf 532, CH-4144 Arlesheim
Tel. ++41-61-706 71 71
www.lukasklinik.ch

Paracelsus-Spital Richterswil
Bergstr. 16
CH-8805 Richterswil
Tel. ++41-1-787 2121
www.paracelsus-spital.ch

---

Gesellschaft Anthroposophischer
Ärzte in Deutschland
Roggenstr. 82
70794 Filderstadt
Tel. 0711-7799711
www.anthroposophischeaerzte.de

## Stichwortverzeichnis

## Rezeptverzeichnis

## Autorennotizen:

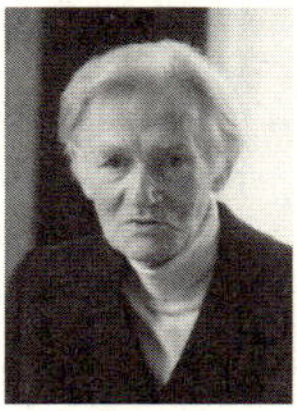

Dr. med. Udo Renzenbrink (1913-1994), Arzt, begründete den Arbeitskreis für Ernährungsforschung e.V. und ist Autor zahlreicher Bücher.

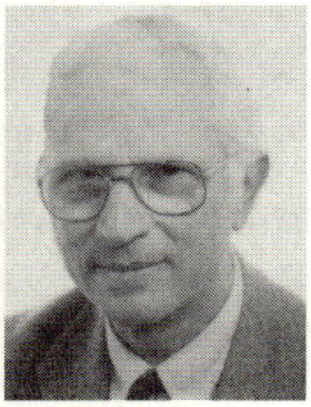

Dr. med. H. K. Mittelstraß, arbeitete lange Jahre als leitender Kinderarzt in der Filderklinik Stuttgart, ist Beirat im Arbeitskreis für Ernährungsforschung.

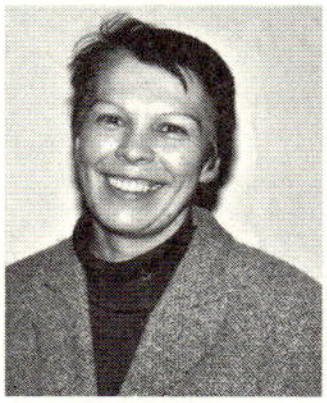

Dr. sc. agr. Petra Kühne, Trophologin, leitet den Arbeitskreis für Ernährungsforschung e.V. in Bad Vilbel, Buchautorin und Redakteurin vom „Ernährungsrundbrief".